Evaluation d'une formation simplifiée en soins psychiatriques

Collection « Études africaines »

dirigée par Denis Pryen et son équipe

Forte de plus de mille titres publiés à ce jour, la collection « Études africaines » fait peau neuve. Elle présentera toujours les essais généraux qui ont fait son succès, mais se déclinera désormais également par séries thématiques : droit, économie, politique, sociologie, etc.

Dernières parutions

Federica Burini, *Cartographie participative et aménagement du territoire en Afrique subsaharienne*, 2022.
Abbé Nestor SALUMU NDALIBANDU, *La philosophie au service de la société en Afrique, Le cas de la RDC*, 2022.
Abbé Nestor SALUMU NDALIBANDU, *La responsabilité sociale du philosophe face à la guerre en Afrique, Enjeux et perspectives*, 2022.
Gilbert GERMAIN, *Non à un plan Marshall pour l'Afrique subsaharienne*, 2022.
Azza BCHIR, *La tragédie de la performativité*, 2022.
Laurent TAGNE, *Les TIC dans le système éducatif camerounais. Cas de l'enseignement secondaire,* 2022.
Guila THIAM, *Les médias africains à l'heure de la rupture. Vers un grand rétablissement*, 2022.
André NIKWIGIZE, *Ethnisme et tragédies au Burundi, De l'identité nationale à l'identité ethnique*, 2022.
Léandre Serge MOYEN, *L'impossible État fédéral africain. Les droits fondamentaux à l'épreuve des identités culturelles nationales*, 2022.
Charlie MBALLA (dir.), *L'Etat dans les Afriques. Etat des lieux en Afrique subsaharienne,* 2022.
El Hadji Malick NDIAYE, *Ce que les GAFAM font aux médias africains. Enjeux socioéconomiques, éditoriaux et politiques de l'infomédiation*, 2022.
Yves-Alexandre CHOUALA, Patrice BIGOMBÉ LOGO et Delmas TSAFACK (dir.), *Le Cameroun et les grandes puissances. Trajectoires et dynamiques de coopération*, 2022.

Aurore DAVID
Docteur en psychiatrie de l'enfant et de l'adolescent,
Service de Médecine Psychologique pour enfants et adolescents
du Centre Hospitalo-Universitaire de Montpellier

Evaluation d'une formation simplifiée en soins psychiatriques

Agents de santé mentale de première ligne au Bénin et au Togo

Sous la supervision de

Amaria BAGHDADLI
Professeur en psychiatrie de l'enfant et de l'adolescent,
Responsable du Service de Médecine Psychologique pour enfants et adolescents du Centre Hospitalo-Universitaire de Montpellier

William ALARCON
Docteur en psychiatrie,
Praticien spécialiste à l'Hôpital de Jour Le Peyron de Nîmes, IME le Figaret, ITEP et SESSAD de l'Association Mas Cavaillac, Gard (30)

L'Harmattan

5-7, rue de l'École-Polytechnique – 75005 Paris
www.editions-harmattan.fr
ISBN : 978-2-343-25568-2
EAN : 9782343255682

« Considérant que la reconnaissance de la dignité inhérente à tous les membres de la famille humaine et de leurs droits égaux et inaliénables constitue le fondement de la liberté, de la justice et de la paix dans le monde, [...] que la méconnaissance et le mépris des droits de l'Homme ont conduit à des actes de barbarie qui révoltent la conscience de l'humanité [...] les peuples [...] se sont déclarés résolus à favoriser le progrès social et à instaurer de meilleures conditions de vie [...] tous les individus et tous les organes de la société [...] s'efforcent, par l'enseignement et l'éducation, de développer le respect de ces droits et libertés [...]. Nul ne sera soumis à la torture, ni à des peines ou traitements cruels, inhumains ou dégradants. »

Déclaration Universelle des Droits de l'Homme, 1948.

LISTE DES ABREVIATIONS

ATCD : Antécédents

APA : American Psychiatric Association

AUF : Agence Universitaire de la Francophonie

CA : Centre d'Accueil

CAME : Centrale d'Achat des Médicaments Essentiels et Consommables Médicaux

CR : Centre Relai

CHU : Centre Hospitalier Universitaire

CNHU : Centre National Hospitalier Universitaire

CIDMEF Conférence Internationale des doyens de la faculté de médecine d'expression française

CIM : Classification internationale des maladies

D : Délire

DIM : Département d'Information Médicale

DS : Dépression Simple

DSM : Diagnostic and Statistical Manual of Mental Disorders

EBM : Evidence-Based Medicine

ED TB : Episode dépressif du trouble bipolaire

fCFA : Franc de la Communauté Financière Africaine

FMI : Fonds monétaire international

IM : Intra musculaire

ISRS : Inhibiteur Sélectif de la Recapture de la Sérotonie

Mh-GAP : Mental Health Gap Action Programme

MSF : Médecins Sans Frontières

N : Non

O : Oui

OCDE : Organisation de Coopération et de Développement Économique

OMS : Organisation Mondiale de la Santé

ONG : Organisation non gouvernementale

ONU : Organisation des Nations Unies

PC : Psychose chronique

PEC : Prise En Charge

PIB : Produit Intérieur Brut

PNDS : Plan National de Développement Sanitaire

QCM : Questionnaire à Choix Multiples

SCL : Saint Camille de Lellis

SMAO : Santé Mentale en Afrique de l'Ouest

SCZ : Schizophrénie

SMAO : Santé Mentale en Afrique de l'Ouest

TB : Trouble bipolaire

PREAMBULE

En parallèle de mon premier semestre d'internat, en 2015, j'ai eu l'occasion de participer à un projet de psychiatrie humanitaire, par le biais de l'association Santé Mentale en Afrique de l'Ouest (SMAO).

L'action principale de la SMAO est la transmission des compétences théoriques et pratiques en psychiatrie à des professionnels de santé paramédicaux. Celle-ci, fondée en 2012 par le Dr W. Alarcon au Centre Hospitalier Psychiatrique Le Mas Careiron (Uzès, France), a pour principal objectif le développement de partenariats de formation avec des acteurs locaux en santé mentale. Son principal partenaire, depuis plusieurs années est l'organisation non gouvernementale Saint Camille de Lellis (ONG SCL). Celle-ci a été fondée par le béninois Grégoire Ahongbonon dans les années 1980, avec pour objectif le développement et l'accessibilité des soins psychiatriques à l'ensemble de la population.

Au cours de mon internat, je me suis rendue 6 fois au Bénin et au Togo, faisant de cette expérience une part importante de ma formation et de ma pratique médicale. J'y ai constaté que l'ONG SCL développe des soins psychiatriques de première ligne dans une optique d'accessibilité géographique et financière. Ces derniers sont prodigués par un personnel exclusivement paramédical.

Cette expérience a contribué à déconstruire une partie de mes propres préjugés. Certes, je m'attendais à intervenir dans un contexte de pauvreté et de moyens sanitaires peu développés, mais j'imaginais ce déficit en partie atténué par la bienveillance de la communauté. Quant aux soins traditionnels, je me les étais représentés comme des remèdes qui, *« même s'ils ne font pas de bien, ne doivent pas faire de mal »*. La réalité du terrain fut bien différente. J'y découvrais des malades psychiatriques parfois attachés à des troncs d'arbres, enchainés, ou encore errant dans les rues faute de soins. Les familles se retrouvaient souvent démunies face à la maladie de leur proche. Au Bénin et au Togo, la maladie mentale reste l'objet de multiples croyances et préjugés, condamnant la plupart de ceux qui en souffrent à l'exclusion.

Dans un souci de développer un outil de transmission des connaissances simple et rapidement assimilable, les échanges avec le personnel de l'ONG SCL et l'expérience sur le terrain ont permis l'élaboration de la fiche et du guide SMAO, à laquelle j'ai eu la chance de participer, sous la supervision du Dr W. Alarcon et du Dr P. Raynaud de Prigny, vice-président de l'association.

Désormais, cette fiche de recueil de symptômes psychiatriques sert de support à la démarche diagnostique et thérapeutique des 7 centres d'hospitalisation et 35 centres de consultations de l'ONG SCL au Bénin et au Togo, et contribue à la prise en charge de plusieurs dizaines de milliers de patients.

1 La psychiatrie, contexte d'évolution de la discipline et état des lieux

1.1 Evolution de la psychiatrie et de son enseignement

1.1.1 De l'antiquité aux temps modernes

1.1.1.1 La « *folie* », une manifestation de l'expression divine

Dans l'antiquité, les échanges de connaissances inter-civilisations vont permettre l'ébauche de la constitution d'un « *savoir médical* ». Celui-ci sera essentiellement issu d'un mélange de croyances et d'expérimentations par essais/erreurs. La transmission de ces connaissances, initialement orale, va s'étendre à un cercle restreint d'érudits échangeant leurs idées et leurs réflexions. Les « *anciens* », détenteurs de la connaissance, vont enseigner aux « *initiés* » qui deviennent disciples, puis maîtres à leur tour. C'est ainsi que les académies grecques sont créées.

Les pathologies psychiatriques sont à l'époque majoritairement reconnues comme des manifestations mystiques ou divines, externalisant l'origine des troubles. Ces derniers appellent ainsi des réponses *« thérapeutiques »* magico-religieuses de manière quasi-exclusive. C'est avec la notion naissante de « *maladie de l'âme* » et sa théorie des humeurs qu'Hippocrate apportera un début de différenciation entre causalité sacrée, philosophique et endogène des troubles mentaux (Byl S, 1989). La première « université romaine » verra le jour, peu avant la fin de la chute de l'empire romain à Constantinople, en 425.

Au Moyen Age, une grande partie des enseignements tomberont dans l'oubli, dans un contexte d'intégrisme religieux et de conflits inter-civilisations. La majorité des connaissances de l'occident seront limitées aux institutions religieuses.

« *La folie* », appartenant alors au concept du sacré, fait essentiellement appel à des entités démoniaques. La réponse au trouble est alors mystique, cherchant à combattre le « *Mal* ».

Les principaux progrès de l'époque seront portés par la civilisation arabo-musulmane qui, dans son expansion, s'enrichira des connaissances persanes, indiennes et chinoises. Ils développent alors leurs premiers centres d'enseignement spécialisés dans le domaine des sciences (Jacquart, 1972).

1.1.1.2 Réintroduction du concept de maladie mentale et diffusion du savoir médical

Il faut attendre le XIème siècle pour que l'Europe réinterroge sa politique éducative, avec la création de plusieurs écoles de médecine et d'universités. Celles-ci vont déconstruire petit à petit les limitations drastiques imposées à l'ensemble des connaissances, qui seront dès lors empruntées aux diverses époques et cultures. A cette période naissent les groupements d'écoles européennes, offrant un enseignement supérieur rassemblant les connaissances fondamentales de l'époque.

La plupart des pays prospères développent ce type d'écoles. Le rassemblement de multiples savoirs (sciences, arts, droit, théologie…) au sein d'une même structure va être à l'origine des universités. Celles-ci sont officiellement reconnues par l'église, offrant des diplômes reconnus dans l'ensemble de la Chrétienté. Les universités vont rapidement se doter de bibliothèques afin de pouvoir pallier la rareté des ouvrages disponibles et développer un travail intellectuel alors très estimé.

Les « *maladies de la tête* » sont à l'époque le plus souvent uniquement décrites sur le plan clinique. Les soins à apporter à ces pathologies ne sont pas mentionnés, celles-ci étant alors considérées comme incurables.

1.1.1.3 Remise en question d'une pensée unique

L'arrivée de la Renaissance avec l'invention de l'imprimerie va permettre la diffusion des connaissances et favoriser la redécouverte des sciences médicales. Cette époque sera marquée, tant sur le plan scientifique que religieux, par une désuniformisation de la pensée globale. Ces modifications se circonscriront cependant à un cercle élitiste.

A l'image de praticiens comme Vésale ou Paré, des médecins contesteront les pratiques moyenâgeuses concernant les malades, et notamment celles pratiquées sur les patients psychiatriques.

Wier sera l'un des premiers à parler d'une causalité naturelle des troubles mentaux, tout en dénonçant *« la chasse aux sorcières des fous ».* Les *« fous démoniaques »* évoluent progressivement vers le statut d'« *indigents »,* comprenant alors toutes personnes ne parvenant pas à s'insérer dans la communauté (mendiants, infirmes, malades...). Ceux-ci feront l'objet de politiques successives associant charité et pratiques d'enfermement, à l'image des hôpitaux européens de l'époque.

1.1.1.4 Reconnaissance des troubles mentaux en tant que maladie

Petit à petit, l'instruction et la réflexion vont s'étendre à une sphère publique bourgeoise cosmopolite. Des « *espaces publics critiques* » sont ouverts, avec une volonté de dépasser l'obscurantisme. Dans ce contexte de promotion des connaissances et d'éveil de l'intérêt pour la santé des populations vont apparaître l'épidémiologie et les politiques de santé publique.

Le siècle des lumières verra naître la volonté de *« sortir les fous des chaînes »*, progressivement reconnus comme des personnes *« irresponsables de leur mal ».* Dans cet esprit, Pinel et Pussin vont entreprendre la classification des maladies mentales selon leurs signes cliniques, donnant ainsi naissance à la psychiatrie. Ils se feront emboîter le pas par Esquirol, initiateur de la psychiatrie institutionnelle et des lois régissant *« les asiles ».* Necker définira par la suite ces institutions naissantes comme des lieux de soins faisant eux-mêmes fonction de remède, posant ainsi la question de la curabilité des troubles mentaux. L'institution aura alors pour rôle d'empêcher « *l'aliéné* » de nuire, mais également de le traiter.

Au niveau universitaire, le XVIIIème impulsera un bouleversement des missions de l'université, mettant l'accent sur la nécessité d'y dispenser un enseignement utile et profitable à tous, plutôt que de diplômer des étudiants sélectionnés du fait de leur statut social élevé.

1.1.1.5 Avènement de la psychiatrie moderne

Le XIXème siècle sera marqué par des progrès scientifiques majeurs (chimie, biologie, radiologie, génétique...). L'application des méthodes scientifiques va s'étendre à la médecine.

Cette dynamique de modification drastique du paysage scientifique est sous tendue par d'importants changements sociétaux, politiques et économiques.

L'université, réorganisée en Europe sous l'influence napoléonienne, devient un lieu de collection universelle de connaissances et de recherches. L'ensemble de ces modifications s'étendront dans tous les continents, via l'immigration, les missionnaires, les colons. Dans ce nouvel espace, l'instruction et l'alphabétisation sont valorisées et deviennent un possible ascenseur social. La transmission à un large public des *« certitudes scientifiquement démontrées »* de l'époque se fera par l'intermédiaire de multiples publications de traités.

En psychiatrie, ils seront essentiellement issus des écoles rivales françaises et allemandes, qui permettront l'affinement de la sémiologie neuropsychiatrique en liant observation et description clinique des troubles mentaux. La conception de la pathologie psychiatrique sera fortement impactée par les théories étiopathogéniques de l'époque, dans lesquelles s'intégreront l'apparition de nouvelles nosographies par des auteurs comme Bleuler ou Kraepelin. Ce dernier va se positionner en postulant pour le caractère organique et universel des troubles mentaux (Roudinesco et Roubaud, 2005), se distinguant ainsi des théories psychanalytiques et psychodynamiques de l'époque.

1.1.2 Multiplication des idéologies et courants psychiatriques à partir du XXème siècle

1.1.2.1 Influence du contexte sur la discipline psychiatrique

D'importantes modifications sociétales vont résulter des 2 guerres mondiales. De multiples questionnements éthiques qui naitront des pratiques de l'époque, parfois abusives, vont modifier la place du patient et l'image du monde scientifique.

Toutes les pratiques médicales ou exercées sur l'être humain, dont la psychiatrie, vont être encadrées de manière stricte dans une majorité de pays. Le patient devient acteur de ses soins et gagne en droits, il peut désormais réinterroger la place du médecin et ses interventions.

La spécialité, contrairement à d'autres, reste cependant encore imprégnée des abus commis par le passé sous son égide, faisant encore régulièrement l'objet de médiatisations.

Les états n'assoient plus leur puissance uniquement par la richesse ou par l'importance de leur population, mais passent par le biais de la recherche et de l'avancée technologique. La plupart des nations vont ainsi valoriser les activités d'enseignement pour développer leurs niveaux technologiques. L'enseignement initialement sélectif se démocratise, et l'accès à une information de masse s'internationalise. L'essentiel des enseignements médicaux resteront à l'apanage des universités qui se veulent accessibles à tous (article 13 du pacte international relatif aux droits économiques, sociaux et culturels, adopté par l'Assemblée générale des Nations Unies, en 1966). Un certain nombre de formations s'étendront progressivement à des organismes et instituts de formations non universitaires, à destination d'autres professionnels n'appartenant pas au secteur médical (paramédical, service public...).

Avec l'avènement de la pédagogie, les méthodes d'instruction et d'éducation vont se codifier et modifier le système de transmission des connaissances. L'élève est placé au centre du système éducatif, et l'enseignant devient un interlocuteur parmi d'autres dans l'échange de l'information.

La masse de connaissances devient de plus en plus importante et fait appel à une technicité de plus en plus complexe. La majorité des professions, y compris les disciplines médicales, redécoupent leurs spécialités en domaines de compétences de plus en plus distincts. La psychiatrie n'échappera pas à cette évolution. Elle va progressivement se détacher des autres spécialités, notamment de la neurologie, pour devenir une entité médicale à part entière et faire l'objet d'un cursus spécifique.

Vont découler de l'étude commune des pathologies psychiatriques générales de nombreuses surspécialisations transdisciplinaires, à l'image de l'addictologie, de la gérontopsychiatrie, la pédopsychiatrie... Certains troubles vont ainsi connaitre une amélioration de leurs prises en charge, parfois au détriment d'autres qui resteront plus stigmatisés (Rouillon, F., 2012).

1.1.2.2 Naissance de multiples courants psychiatriques

1.1.2.2.1 L'analyse de processus mnésiques et comportementaux

Portée par Freud et Lacan, la psychanalyse part du postulat que les idées qui se présentent à l'esprit ou les actes ne sont pas arbitraires. Ils auraient un sens, une cause que l'exploration de *l'inconscient* permet de mettre à jour. Le libre arbitre et la volonté sont alors remis en question.

Cette approche trouvera dans les conflits de l'enfance l'explication pour une partie des troubles. La cause des désordres psychologiques résulterait d'éléments traumatiques refoulés par l'individu qui se retrouve prisonnier des expressions de son inconscient. L'analyse prendra également une autre forme avec le courant phénoménologique, où elle portera volontiers son intérêt sur le rapport du malade à son environnement et à autrui.

1.1.2.2.2 « Le fou », conséquence de « la dictature sociale »

Certaines théories, à l'image des courants antipsychiatriques dans les années 1960, vont suggérer que la maladie mentale serait une désignation inventée par « *le système* », une construction sociale. Le « *fou* » incarne alors les projections sociales, politiques et culturelles de l'environnement dans lesquelles il évolue. On retrouve l'hypothèse de l'externalisation de la cause de la « *folie* ». La distinction entre le normal et le pathologique, entre le refus d'appartenance à la conduite imposée par la société et la « *maladie mentale* » s'en trouve floutée.

D'autres postuleront pour le caractère potentiellement pathologique d'une société, rendant ainsi impossible le jugement de l'adaptation ou l'inadaptation d'un individu à une société comme l'élément déterminant de la « *normalité* » (Devereux et al., 1983).

1.1.2.2.3 Psychopathologie générale

L'organo-dynamisme des troubles psychiques est mis au premier plan par des praticiens comme H. Ey ou Kretschmer. Ils suggèrent la séparation entre certains désordres mentaux réactionnels à un événement vécu en continuité avec l'histoire du patient, et des processus pathologiques en rupture avec celle-ci.

L'établissement des liens de continuité entre trouble psychique et trouble de la personnalité du caractère apportera une nouvelle façon d'appréhender et de classifier les affections psychiatriques.

1.1.2.2.4 Biologie et progrès de la pharmacologie

La découverte des neuroleptiques en 1952 (chlorpromazine - LARGACTIL®) par Delay et Deniker, ainsi que l'utilisation des premiers thymorégulateurs, vont permettre et accompagner la désinstitutionalisation de nombreux malades. En découle la réorganisation de la psychiatrie avec la naissance du secteur, ainsi que la promotion de l'intégration des patients psychiatriques. S'amorce alors le démantèlement de l'hospitalocentrisme.

Ces avancées vont déboucher sur l'avènement de la neurobiologie avec l'hypothèse des origines biochimiques des troubles mentaux, orientant la recherche fondamentale et les progrès en termes de médication.

1.1.2.2.5 Approches cognitivistes

Se basant sur l'hypothèse que la pensée est un processus de traitement de l'information, ce courant s'intéresse aux interactions du patient avec l'environnement.

Cette discipline s'oriente préférentiellement vers le trouble actuellement présenté par le patient. Elle vise à l'apprentissage de schémas de pensées positives, effaçant les croyances inadaptées développées par le patient dans son appréhension de lui-même et du monde qui l'entoure. Elle propose ainsi d'influer sur les raisonnements, les prises de décisions, les résolutions de problèmes, la programmation des pensées et des actes.

1.1.2.2.6 Spécificité culturelle des troubles mentaux

- *De la colonisation à l'indépendance*

Face à l'existence des troubles mentaux au sein des empires coloniaux, chez les colons comme chez les colonisés (Collignon, 2010), les autorités sanitaires de l'époque vont œuvrer dans la construction de structures pour la prise en charge psychiatrique. Ces dernières, développées très inégalement, vont être calquées sur le modèle occidental. Il faudra attendre la fin de la seconde guerre mondiale et la naissance des mouvements indépendantistes pour entrevoir les premiers projets d'hôpitaux psychiatriques « africains ».

Les premiers médecins africains neuropsychiatres de l'hôpital de Dakar apparaissent dans les années cinquante. L'hôpital de Fann, qui ouvre ses portes en 1956, va être le lieu du développement de prises en charges intégrant les thérapeutiques traditionnelles dans les soins psychiatriques.

L'hypothèse de la non-superposition des nosographies psychiatriques occidentales aux troubles psychiques des populations locales y sera particulièrement abordée. Cette orientation naitra dans un contexte d'opposition à la psychiatrie coloniale, qui était alors sous-tendue par des préjugés raciaux et discriminants. La psychiatrie africaine va ainsi progressivement se développer sur fond de revendications indépendantistes.

o *Un intérêt centré sur l'identité culturelle*

Dans une dynamique culturaliste teintée de revendications identitaires post coloniales déboucheront les courants ethno psychiatriques. L'intérêt porté aux troubles mentaux se fera sous l'angle de ses rapports à une « *spécificité culturelle et sociétale traditionnelle* ». L'attribution du caractère socialement construit des troubles induit des principes thérapeutiques basés sur « les pratiques de la culture d'origine » du consultant. L'individu se retrouve ainsi affilié à un « *groupe ethnique et culturel originel* » (Nathan, 2012) décontextualisé de l'environnement dans lequel il évolue. A l'image de la notion de « *désordre ethnique* » (Devereux et al., 1983), la maladie mentale devient un ensemble de comportements spécifiques et conformes à un modèle culturel transmis de manière transgénérationnelle.

En occident, les dispositifs de consultation vont avoir tendance à s'organiser sur une approche transversale de la diversité culturelle en réponse aux vagues migratoires massives (conflits, motivations économiques…). Dans l'idée de la construction d'un lien entre la culture et le psychisme, certains psychiatres, à l'image de Moro ou de Baubet, vont orienter leur travail sur les possibilités d'échanges, d'intrications culturelles. Ils prennent en compte l'individu en fonction de ses rapports au monde et aux autres, univers qui peuvent d'une part se rencontrer, et d'autre part évoluer.

o *Un développement de la psychiatrie en Afrique de l'Ouest qui peine à s'amorcer*

La majorité des infrastructures psychiatriques ont été laissées « *en l'état* ». Le manque de moyens n'a pas permis le développement de nouvelles structures. Les référentiels médicaux psychiatriques restent en partie sous une influence majeure de la psychanalyse et de l'ethnopsychiatrie. Ces dernières seront l'objet de la majorité des études et des publications en ce qui concerne la discipline psychiatrique locale.

Les nouvelles thérapeutiques étant peu disponibles sur le terrain, l'expérience des médecins psychiatres reste relativement cloisonnée, et n'a que peu permis l'émergence d'innovations en psychiatrie, d'autant plus que ces territoires sont souvent désertés par la profession. Malgré l'ouverture des Plans Nationaux de Développement Sanitaire (PNDS) qui permettent l'ouverture aux contributions financières internationales, peu de moyens sont alloués au développement de services psychiatriques de proximité.

Les progrès dans le domaine de la santé mentale en occident, ainsi que les outils qui y sont utilisés, ne seront que peu transmis et peu applicables dans la pratique quotidienne d'un bon nombre de pays.

1.1.2.2.7 Recherche et critériologie

Loin du progrès technologique qu'ont pu connaitre les autres spécialités, la psychiatrie reste l'une des seules disciplines médicales reposant de manière presque intégrale sur la clinique. Les avancées dans les sciences du neurodéveloppement, bien qu'importantes, ne retrouvent encore que peu d'applicabilité sur le terrain.

Dans les années 1950, dans un souci d'harmonisation des pratiques et de trouver un langage scientifique commun pour développer la recherche, est née la volonté de création d'outils « *indépendants de toutes théories* » permettant une cohérence diagnostique universelle. Cela va se traduire par la présence de la succession des classifications et de questionnaires traitant des troubles mentaux. Ils portent en eux l'ambition d'établir les critères des standards du normal et du pathologique de manière uniformisée. S'y intègre également les principes de l'Evidence-Based Medicine, ou médecine fondée sur les preuves.

La critériologie devient incontournable à partir des années 1980, apportant une nosographie psychiatrique internationale. Elle se fonde sur une approche descriptive en se basant sur des données statistiques, sur laquelle viendront s'aligner la grande majorité des praticiens. Ce courant composera pour la grande majorité la base de l'enseignement en psychiatrie médicale.

1.2 La psychiatrie, discipline en pleine quête identitaire

1.2.1 La Critériologie internationale, un outil de transmission du savoir psychiatrique

Avec la volonté d'harmonisation de pratiques très diverses et peu codifiées, de nombreuses sociétés ont cherché à se regrouper autour de bases communes, se voulant « *athéoriques* ». Ceci avait pour objectif de limiter les dérives potentielles de la profession et de lui définir un cadre d'activité précis, mais également une volonté de promotion de la psychiatrie et de la recherche, le domaine étant encore largement inexploré et possédant de nombreuses inconnues.

Deux sociétés ont pris le devant de la scène internationale en quelques décennies, l'Organisation Mondiale de la Santé (OMS) et l'Association Psychiatrique Américaine (APA). Ces 2 systèmes qui évoluaient par le passé conjointement, évoluent désormais en parallèle. L'enseignement et la pratique psychiatrique s'en trouvent modifiés. Précédemment ancré dans une démarche clinique étudiant la sémiologie des troubles, l'intérêt se porte désormais sur l'étude des critères d'inclusion ou d'exclusion afin d'affirmer ou d'infirmer la présence d'un trouble.

1.2.1.1 L'OMS et la Classifications Internationales des Maladies (CIM)

La première, l'OMS, s'est initialement orientée dans une perspective épidémiologique internationale. En cherchant à donner aux gouvernements des orientations et recommandations pour la mise en œuvre et l'amélioration des systèmes publics de santé mentale, elle va publier successivement plusieurs *Classifications Internationales des Maladies* (CIM), dans une perspective de comparaison et d'échanges des données de manière cohérente et normalisée.

La CIM est actuellement la norme internationale, utilisée par plus d'une centaine de pays. Actuellement la version utilisée est la CIM10. La CIM11 a été présentée en mai 2019 aux états membres et rentrera en vigueur en 2022.

Elle cible un public très large pour la notification et le suivi des maladies, tel que *« les médecins, les infirmiers et autres prestataires de soins, les chercheurs, les gestionnaires et les informaticiens du domaine de l'information sanitaire et les responsables du codage, les responsables politiques, les assureurs et les associations de patients »*.

Le descriptif des troubles y est purement clinique, permettant une certaine latitude au clinicien dans l'établissement des diagnostics. Les critères diagnostics mis en avant ne sont pas aussi stricts que dans d'autres classifications.

Elle reste cependant complexe et nécessite des compétences et une expérience psychiatrique pour être utilisée, avec un vocabulaire sémiologique pouvant être difficile à comprendre ou ouvert à différentes interprétations.

1.2.1.2 L'APA et le *Diagnostic and Statistical Manual of Mental Disorders* (DSM)

L'Association Psychiatrique Américaine, à l'initiative du *Diagnostic and Statistical Manual of Mental Disorders* (DSM), a pour ambition l'utilisation d'un manuel dans la pratique clinique pour homogénéiser les orientations diagnostiques des psychiatres et faciliter la recherche. Ces critères sont essentiellement établis sur la base d'une démarche statistique.

Celui-ci est devenu petit à petit le manuel sur lequel se base de la critériologie diagnostique mondiale, ses révisions, devançant désormais celles de la CIM.

1.2.2 De la critériologie à la pratique clinique quotidienne, une mise à disposition des outils difficile

Ces classifications utilisent un vocabulaire sémiologique complexe, parfois peu accessible à un personnel soignant élargi.

Pour prendre en exemple des extraits des 2 classifications précédemment citées traitant du trouble bipolaire, on peut supposer de la potentielle complexité d'objectiver avec la CIM le caractère pathologique que peut revêtir *« une attitude vaniteuse », « une jovialité insouciante », « une fuite des idées »* ou la *« congruence de l'humeur ».* Il en est de même pour le DSM V et l'*« altération marquée du fonctionnement social », la « loquacité »,*ou encore *« les troubles de la pensée formelle ...* L'interprétation de certains critères semblent ainsi soumis aux potentielles interprétations, fonction des connaissances et des propres représentations de l'individu les utilisant. Le DSM V peut également avoir des exigences en termes de critères de temporalité de survenue ou de durée des troubles, souvent peu renseignés ou renseignables en pratique clinique quotidienne.

Ces deux classifications, qui se circonscrivent à une description clinique des troubles, ne proposent pas d'orientation et de modélisation de prise en charge des pathologies. Pourtant, en pratique, si l'établissement d'un diagnostic semble être un élément majeur et déterminant, il semble relativement peu didactique en l'absence des propositions thérapeutiques qui en découlent.

Ces recueils ne hiérarchisent pas les pathologies psychiatriques, que ce soit sur leur gravité, leur degré d'urgence ou leur représentativité au sein de la population. Des troubles d'impact moindre en termes de morbidité et d'incapacité se présentent ainsi de la même manière que les plus invalidants, entrainant chez le personnel médical et paramédical moins expérimenté une difficulté de mise en relief de la problématique de santé présentée par le patient face auquel il se trouve.

L'amélioration de la prise en charge des malades mentaux à l'échelle internationale ne semble que peu proportionnelle à la propagation de ces outils critériologiques de plus en plus pointus. Force est de constater que plus de la moitié des patients psychiatriques n'ont aucun soin, notamment dans les pays à revenus faibles ou intermédiaires, mais également que les interventions sont souvent de qualité médiocre ou non fondées sur des données probantes, même lorsque des soins sont disponibles (OMS, 2001).

1.2.3 Une formation aux soins en inadéquation avec les problématiques de santé publique

La formation aux molécules thérapeutiques, appartenant aux ouvrages et référentiels en la matière, ne se superpose pas forcément de manière protocolisée ou simplifiée par rapport aux descriptions précédemment faites, et ne tient pas toujours compte de la disponibilité des médications à l'échelle des états et des populations.

Ces ouvrages s'intéressent majoritairement aux molécules récentes, avec la meilleure efficacité pour le moins d'effets secondaires, souvent d'un coût élevé du fait de leur arrivée plus récente sur le marché. En effet, la majorité des médications du marché, *a fortiori* les plus récentes, ne sont pas disponibles dans le pays, ou ne permettent pas d'assurer une observance aux patients chroniques du fait d'un trop important coût.

Il en résulte une formation des soignants orientés vers une dispense de traitements qu'ils ne pourront prescrire qu'aux plus riches du pays, sans tenir compte des nécessités imposées par leur terrain d'exercice.

1.2.4 De la maladie mentale à la santé mentale

La spécialité peine à s'auto définir et à se positionner clairement quant à ces domaines d'actions étant donné l'absence de consensus en ce qui la concerne.

L'Organisation Mondiale de la Santé (OMS) définit les troubles mentaux, ceux-ci sont un *« regroupement d'un vaste ensemble de problèmes, dont les symptômes diffèrent, mais qui se caractérisent généralement par une combinaison de pensées, d'émotions, de comportements et de rapports avec autrui anormaux »*.

L'American Psychiatric Association (APA), elle, le définit comme *« un syndrome caractérisé par des perturbations cliniquement significatives dans la cognition, la régulation des émotions, ou le comportement d'une personne qui reflètent un dysfonctionnement dans les processus psychologiques, biologiques, ou développementaux sous-jacents au fonctionnement mental »*.

Il ne s'agit que de deux illustrations de la multitude de notions plus ou moins nuancées, semblant peiner à conceptualiser ce qui appartient au « *normal* » de ce qui est du ressort de « *la pathologie* » psychiatrique.

L'une des spécificités de la spécialité est ainsi de ne pas s'être clairement définie, à l'instar de l'ensemble des autres spécialités du corps médical (neurologie, pneumologie, oncologie…). La notion de « *trouble* », renvoyant à l'éventualité de la non-organicité de celui-ci, étend ainsi les champs de la psychiatrie autour de domaines très larges où la réponse médicale seule semble pouvoir être prise à défaut.

La psychiatrie, comme toute autre discipline médicale, ne peut être exercée en l'absence de prise en compte du patient en tant que sujet dans sa complexité et dans son cadre de vie. Elle semble cependant en difficulté pour en extraire de manière claire une définition de ce qui appartiendra « *au pathologique* » et ainsi à établir clairement ses domaines d'action, qui englobe probablement un groupe restreint de « *problématiques du psychisme* ».

La spécialité semble ainsi s'être diversifiée sans réelle approche globale ou totale des divers champs de sa pluralité. Le cadre d'intervention du psychiatre, du psychologue, du psychanalyste, et de l'ensemble « des soignants du psychisme » s'en trouve ainsi parfois difficile à délimiter, mélangeant les rôles et l'importance de chacun dans les soins prodigués en réponse aux problématiques de « *santé mentale* ». La multiplicité des grilles de lecture du praticien, force de diversité, peut ainsi se trouver être une grande source de confusion.

1.3 Données épidémiologiques internationales

1.3.1 Données globales

L'OMS a publié en 2001 dans son rapport sur la santé dans le monde des données épidémiologiques mettant en avant l'importance de la pathologie mentale dans les difficultés sanitaires de manière universelle. Elle serait actuellement au 3ème rang mondial des maladies les plus fréquentes (toutes pathologies affectant la santé mentale incluses). D'après ce document, les troubles mentaux affecteraient environ 450 millions de personnes dans le monde, les rendant ainsi responsables d'environ 14% de la charge mondiale de morbidité et d'environ 15% de perte d'années de vie corrigées de l'incapacité.

Parmi les maladies à l'origine de cet impact sanitaire majeur, on retrouve :
- Les troubles dépressifs, qui toucheraient près de 300 millions de personnes, actuellement en quatrième position dans la charge mondiale de morbidité.
- Les troubles bipolaires, qui concerneraient environ 60 millions de personnes. La schizophrénie, qui affecterait environ 21 millions de personnes.
- D'autres pathologies sont retrouvées, comme la démence, la maladie d'alcool, ...

La mise en relief de ces éléments ne peut se faire qu'en rendant compte de la précarité des réponses faites à l'étendue de ce problème à l'échelle étatique :
- Plus de 40 % n'ont pas de politique de santé mentale,
- Plus de 30 % n'ont pas de programmes spécifiques pour la psychiatrie,
- Près de 25 % n'ont pas de législation dans ce domaine.

La charge en morbidité et en incapacité est essentiellement portée par les pays à revenu faible ou intermédiaire, qui cumulent les problématiques sanitaires (maladies infectieuses multiples et non enrayées, paludisme, ...) et les difficultés de financement des politiques de santé.

Toujours selon ce rapport, la moitié des pays du monde comptent moins d'1 psychiatre pour 100 000 habitants, et ¼ de ces pays ne disposent pas des trois médicaments les plus couramment prescrits pour traiter la schizophrénie, la dépression et l'épilepsie au niveau des soins de santé primaires.

L'OMS estime ainsi qu'à l'échelle mondiale, environ 2/3 des personnes atteintes de maladie mentale ne seront pas pris en charge pour leur pathologie, (environ 35% dans les pays à revenu élevé à plus de 80% dans les pays à revenu faible ou intermédiaire).

Cette absence de soins adaptés compromet l'avenir de nombreux malades en augmentant d'une part la gravité, les conséquences et complications de leurs maladies, et d'autre part la stigmatisation, l'abandon, les maltraitances…

Concernant le Bénin et le Togo, lieu de la réalisation de l'étude, ils font partie des 25 pays les moins avancés au monde, avec un taux de personnes vivant sous le seuil de pauvreté avoisinant les ¾ (Rapport sur le développement humain, 2014).

1.3.1.1 Faiblesse des moyens cliniques

1.3.1.1.1 Des moyens humains insuffisants

Pour assurer le bon fonctionnement d'un système de soin, la quantité de personnel permettant d'assurer les missions et objectifs des programmes de santé définis est essentielle. Cet effort reste cependant difficile à fournir dans les pays à revenus faibles ou intermédiaires, ne disposant que de très peu de moyens humains, de surcroît en médecine psychiatrique.

Si l'OMS préconise un psychiatre pour 3000 habitants, dans les faits ces préconisations ne sont que peu respectées ("OMS | Plan d'action pour la santé mentale 2013-2020"). Ce manque d'effectifs ne concerne pas que les médecins et les psychiatres, mais l'ensemble des agents de santé peu nombreux à être formés et à exercer dans les pays à revenu faible et intermédiaire.

Globalement, le nombre médian de professionnels en santé mentale est de 9 pour 100 000 habitants, avec de grandes variations entre les différents états, allant de moins d'un pour 100 000 habitants dans les pays à bas revenu comme le Bénin et le Togo, à plus de 50 dans les pays à haut revenu (OMS, Atlas de la santé mentale., 2014).

Ce phénomène se voit amplifié par le phénomène de *« fuite des cerveaux »*. En effet, bon nombre de médecins vont être amenés à s'exiler vers des pays plus favorables en termes de conditions de vie, de travail et de rémunération.

Il est ainsi estimé que près de dix pays africains ont plus de 40% de leur main-d'œuvre hautement qualifiée hors de leur pays, et près d'un chercheur africain sur deux réside en Europe (Marfouk, 2005). La médecine, toutes spécialités confondues, s'avère fortement touchée par ce phénomène, avec des départs massifs pouvant parfois atteindre plus de la moitié de l'effectif médical formé.

La pénurie de personnel se retrouve également dans l'enseignement. Les pays à revenus faibles ou intermédiaires doivent ainsi fournir un effort budgétaire supplémentaire pour faire venir des experts étrangers et bénéficier ainsi de leurs compétences. Pour l'Afrique, cette somme représenterait environ 4 milliards de dollars par an en moyenne (Le Brech, 2017).

Dans un contexte où les spécialistes se font rares, un rôle plus important est délégué au personnel infirmier de soins généraux, formés aux arbres décisionnels diagnostiques et thérapeutiques (Patel, 1999). Ceux-ci possèdent un droit de prescription pour certains traitements, reconnus comme fondamentaux pour la santé de la population. Les agents de santé paramédicaux représentent une ressource humaine plus importante en termes de quantité, mais sont également mieux répartis sur l'ensemble du territoire. Si l'on prend l'exemple du Bénin, on y trouve environ 1 infirmier en soins généraux pour moins de 3000 habitants (OMS, Atlas de la santé mentale., 2014), dont la répartition ne se limite pas aux grands pôles urbains.

1.3.1.1.2 Infrastructures psychiatriques

En ce début du XXIème siècle, Il est à noter l'importante inégalité de répartition des facultés et universités. Concernant les 2 pays qui font l'objet de l'étude, le Bénin et le Togo possèdent à eux deux moins de 10 centres hospitalo-universitaire (CHU). Concernant les ressources allouées à la psychiatrie dans ces hôpitaux, elles sont faibles.

Le nombre médian de lits en santé mentale pour 100 000 habitants varie de moins de 5 dans les pays à revenu faible et moyen-inférieur, à plus de 50 dans les pays à haut revenu. Là encore, de grandes disparités existent également pour les services de soins ambulatoires et l'aide sociale (OMS, Atlas de la santé mentale., 2014). En comparaison, la France possède une trentaine de CHU répartis dans l'ensemble de ses régions. Les différentes offres de soins psychiatrique permettent d'offrir plus de 70 lits d'hospitalisation temps plein en psychiatrie par 100000 habitants (OCDE, 2011).

Ce faible nombre de lits concerne le Bénin et le Togo. Quant au reste des infrastructures disponibles pour la psychiatrie, elles sont également en nombre restreint, souvent vétustes, limitant les possibilités d'accès aux soins. Cette faible capacitée d'accueil limite grandement l'offre de soins, mais également les rencontres entre les étudiants et les malades potentiellement admis en service, réduisant ainsi les perspectives de formation et d'apprentissage pratique de la clinique.

1.3.1.1.3 Structures de soins primaires

Les structures de soins primaires représentent un important pourcentage des demandes de soins, puisqu'il est estimé qu'environ ¼ des consultants qui s'y présentent souffrent d'un trouble mental (OMS, 2001). Il n'y aurait d'ailleurs pas de différence de prévalence entre pays à revenu élevé et pays à faible revenu.

Si l'on prend l'exemple de la France, pays à revenu élevé, qui est également l'un des pays les plus dotés en psychiatres exerçant sur l'ensemble de son territoire, il est estimé que la consultation pour les troubles mentaux en médecine générale oscille entre 15 et 40% de la patientèle. Ces troubles représenteraient ainsi la deuxième raison de recours aux soins chez les généralistes et la première chez les 25 à 60 ans (Gallais, 2014).

Manque de moyens humains et financiers, difficultés d'accès aux soins, absence de thérapeutiques disponibles, stigmatisation, quelle qu'en soit la cause, même lorsque les soins psychiatriques existent et peuvent être pris en charge, il semble que les patients se tournent essentiellement vers la première ligne de soin, et non chez le spécialiste.

1.3.1.2 Une recherche dominée par les aspects culturels

1.3.1.2.1 Faiblesse de la Recherche

A l'instar de la faiblesse des moyens investis dans le champ sanitaire, on peut faire le constat que l'immense majorité des pays à faible revenu que très peu dans le domaine de la recherche. Cet écart se creuse concernant la recherche dans des disciplines moins attractives en termes de productivité, dont la psychiatrie fait partie (Atlas sociologique mondial., 2019).

Si on prend l'exemple du Bénin en 2004, environ 70 millions de Francs CFA (soit 106.714 Euros) étaient destinés à la santé mentale, se concentrant sur l'institution ("OMS | Atlas de la santé mentale 2014"). Par comparaison, la France la même année y consacre plusieurs milliards d'euros (secteur social, médicosocial, structures sanitaires ambulatoires et hospitalières...).

1.3.1.2.2 Des recherches en Afrique de l'Ouest qui se focalisent sur la culture

Les différentes enquêtes réalisées sur les troubles mentaux dans les pays à faible revenus, notamment en Afrique de l'Ouest, ont souvent pour point de départ l'hypothèse d'une différence culturelle, tant en termes de répartition, que de caractéristiques et de prise en charge.

Ce point de vue représente pourtant un frein à l'élaboration de stratégies visant à combler le manque de moyens en santé mentale. En effet, selon l'hypothèse qu'il y aurait moins de troubles mentaux en Afrique, qu'ils seraient de meilleur pronostic, il n'y aurait donc que peu d'intérêt à intervenir en termes de médecine dans ces régions.

Comme l'avait souligné le Dr Bergot. C dans sa thèse en 2016, la plupart des articles commandés par les revues internationales aux médecins Ouest-Africains concerne des aspects culturels ou anthropologiques. La psychiatrie africaine ne semble ainsi intéresser la communauté psychiatrique internationale qu'au filtre d'un « *exotisme* » associant le plus souvent la place supposée meilleure dans la communauté, et la prise en charge des troubles par les médecines traditionnelles.

Dans ce travail préalable portant sur la population béninoise et togolaise, d'autres éléments étaient pointés :
- La culture n'est en rien un facteur de protection.

- La médecine traditionnelle, si elle peut s'avérer utile dans les désordres psychologiques, est inefficace dans les pathologies psychiatriques prioritaires en termes de santé publique.
- Les recours aux médecines alternatives semblent liés à l'absence d'accès aux soins médicaux, puisque lorsque ces soins efficients sont possibles, les familles s'en saisissent et délaissent les autres types de prises en charge, indépendamment de l'ethnie, de la religion et du degré d'urbanité...
- Loin d'être moins fréquente en Afrique, la pathologie psychiatrique y semble tout aussi répandue.

1.3.1.3 Faiblesse de la formation en psychiatrie des agents de santé locaux

La formation théorique à la psychiatrie pour le personnel paramédical se résume dans la plupart des pays d'Afrique sub-saharienne à une dizaine d'heures sur l'ensemble du cursus de formation (WHO country office for Ghana - Annual report 2014, 2015).

L'évolution, engagée depuis quelques années, permettant la reconnaissance du diplôme d'infirmier spécialisé en psychiatrie (statut existant là-bas, *a contrario* de sa disparition sous nos latitudes), permet d'augmenter le nombre d'agents de santé potentiellement mobilisables auprès des malades mentaux. Leur nombre reste cependant bien inférieur aux immenses besoins recensés sur le terrain. Mieux former à la psychiatrie les infirmiers en santé générale est l'une des voies qui peut être entreprise pour pallier le manque de prestataires de soins en santé mentale.

1.3.2 La psychiatrie, discipline stigmatisée

1.3.2.1 Un choix peu entrepris par les étudiants

La spécialité fait partie des moins attractives. L'ensemble des postes ouverts pour cette spécialité ne sont pas pourvus. Ce manque d'intérêt et d'attractivité se retrouve internationalement (BMC Med Educ, 2014).

L'image négative que renvoient la psychiatrie et les psychiatres fait écho à la stigmatisation des patients atteints de troubles psychiques. Celle-ci, peu étudiée, est pourtant identifiée comme l'une des causes majeures du déclin du recrutement de psychiatres dans de nombreux pays.

La spécialité semble être l'une des disciplines les plus stigmatisées par les étudiants en médecine eux-mêmes (Sebbane, 2015), ce qui pourrait expliquer en partie le désintérêt pour la spécialité.

Dans certaines études nord-américaines et européennes, il est rapporté l'existence de bon nombre de représentations qui déprécient les psychiatres. Celles-ci sont basées sur des *a priori* comme *« la psychiatrie est contagieuse », « qu'il faut bien être fou soi-même pour s'occuper des fous »*, que les psychiatres sont *« instables sur le plan émotionnel », « confus, complexes et difficiles à comprendre »*. Les études nationales et internationales tendent à confirmer cette tendance à la stigmatisation de la discipline (Stuart et Sartorius, 2015).

1.3.2.2 Regard du personnel paramédical sur l'exercice de la psychiatrie

La ré-implication d'infirmiers généraux dans l'exercice des patients psychiatriques est un phénomène assez récent en Europe, puisque par le passé, il était nécessaire de se spécialiser en psychiatrie afin d'accéder aux postes prenant en charge les malades mentaux.

Cette « nécessité de spécialisation » est encore valable dans de nombreux pays, où il existe le grade « d'infirmier spécialisé en psychiatrie ». Cette discipline est d'ailleurs l'une des rares en médecine à posséder/ avoir possédé dans le cursus de formation paramédical un statut de formation complémentaire, nécessaire dans l'exercice et la prise de fonctions.

A l'image des préjugés dans le monde médical, ceux du monde paramédical véhiculent des représentations majoritairement négatives, où les malades mentaux inspireraient des sentiments tels que « *l'étrangeté* », la « *peur* », la « *curiosité* », l' « *échec* », la « *violence* » (Chevallier, 2007).

Beaucoup d'agents paramédicaux semblent voir cette discipline comme un lieu de « perte des savoirs techniques ». Si la présence de sensation « de perte » est présente, la notion de « gain » de « compétences dans l'alliance thérapeutique » y est exprimée. Cependant, « l'empathie », la « sémiologie » et « l'échange » ne sont que peu rapportés.

1.3.3 Recommandations de l'OMS pour le développement de la psychiatrie

1.3.3.1 Vers le développement d'une psychiatrie communautaire

1.3.3.1.1 Constats

Comme nous l'avons déjà évoqué, les soins psychiatriques doivent faire face à une problématique multiple :

- Faiblesse quantitative de l'offre de soins en psychiatrie.
- Faiblesse qualitative en psychiatrie des agents de santé généraux.
- Mauvaise répartition des ressources, concentrée dans les grandes villes.
- Hospitalo-centrisme coûteux et peu efficace : La plupart des gouvernements a investi une grande part du budget de la Santé dans les grands établissements hospitaliers nationaux.

Cette répartition des moyens s'avère cependant inadaptée, isolant bon nombre de patients, pour un coût sociétal bien supérieur à celui d'une prise en charge communautaire (OMS, 2008).

1.3.3.1.2 Favoriser une prise en charge communautaire

L'intégration des soins de santé mentale dans les services de soins primaires est relativement peu coûteuse (Chisholm et al., 2007). Plutôt que de poursuivre l'attribution des moyens vers les institutions hospitalières, coûteuses en personnel et en budget, pour des résultats peu satisfaisants dans le champ de la réinsertion des malades, l'OMS préconise de développer les moyens vers des services d'hospitalisation de courte durée, voire de soins ambulatoires, insérés dans des hôpitaux généraux et des structures de soins primaires, disposés en première ligne à proximité des populations.

Le but est de favoriser une intervention précoce, tout en maintenant les individus insérés dans leur communauté, permettant leur autonomie et davantage de respect de leurs droits fondamentaux (OMS | Plan d'action pour la santé mentale 2013-2020). L'OMS propose également de faire participer activement les personnes atteintes de troubles mentaux, ainsi que les "dispensateurs de soins informels", à savoir les familles, les chefs religieux, les tradipraticiens, les enseignants…

1.3.3.2 Mieux former les agents de soins généraux à la santé mentale

Les agents de santé en soins généraux devraient être en mesure d'assurer une prise en charge de première ligne, et d'orienter si nécessaire vers des soins spécialisés. L'intégration des soins de santé mentale dans les programmes de soins généraux est une occasion d'informer et de former les agents. Des heures de cours en santé mentale doivent pour cela être insérées dans leur formation initiale, et complétées par des formations de terrain, en particulier dans les structures non spécialisées.

Cependant, ces prérequis nécessitent l'adaptation des enseignements ainsi que des modalités de transmission des connaissances dont les soignants puissent se saisir et mettre en pratique.

1.3.3.2.1 Mh-GAP et mise en place d'arbres décisionnels simplifiés

L'idée de la nécessité d'une action urgente afin de promouvoir la santé de tous les peuples du monde et de l'importance des soins de santé primaire a été réaffirmée lors de la conférence de Alma Ata en 1978.

Dans un objectif d'intervention et de lutte contre les troubles mentaux dans les structures non spécialisées et pour tenter d'améliorer la condition des personnes souffrant de maladie mentale, l'OMS a lancé un programme d'action « *Combler les lacunes en santé mentale* » (mh-GAP, publié en 2008).

Celui-ci est mis à disposition, à l'intention des pays à revenu faible ou intermédiaire. L'idée maîtresse de ce programme est la possibilité de recevoir des soins psychiatriques *via* les prestataires de soins de santé de première ligne.

S'éloignant du DSM, le mh-GAP se veut plus pratique, et replace l'observation clinique des principales pathologies au centre de ses arbres décisionnels diagnostiques et thérapeutiques. Les pathologies sélectionnées dans le manuel sont les plus fréquentes, les plus sévères en termes de morbidité et d'incapacité, et celles possédant un traitement efficace.

Parmi ces pathologies on retrouve les pathologies psychiatriques prioritaires en termes de santé publique comme la bipolarité, la dépression, la schizophrénie, mais également l'épilepsie, la maladie d'alcool... Cet outil propose ainsi une hiérarchisation des pathologies psychiatriques, des urgences à traiter et des soins à dispenser.

A l'image de la CIM10, le mh-GAP ne présente pas « *d'obligation de critères* » dans l'établissement de diagnostic, mais cherche à inculquer une « idée généraliste » des symptômes clefs à rechercher pour établir un diagnostic clinique.

1.3.3.2.2 mh-GAP et formation aux thérapeutiques

Une des problématiques majeures reste la disponibilité des médicaments sur les territoires. Concernant les molécules récentes, elles font l'objet de ruptures de stock régulièrement et parfois ne sont pas commercialisées dans le pays. Lorsqu'elles le sont, leur prix est trop élevé pour être accessible à des pays à revenus faibles à intermédiaires.

L'OMS a donc établi une liste de médicaments dits essentiels depuis la fin des années 70. L'objectif de cette liste est d'établir un recueil des molécules principales et indispensables afin de garantir leur disponibilité dans « l'ensemble du système de santé, en quantité suffisante, et sous des formes galéniques qui conviennent ».

Ces molécules ont été sélectionnées sur les critères suivants :
- Capacité à faire face à la grande majorité des pathologies.
- Faible coût de production.
- Bon rapport de la balance bénéfice/risque et cout/efficacité.

Les molécules essentielles en psychiatrie définies par l'OMS sont peu nombreuses, en rapport avec les autres spécialités, puisqu'on retrouve (OMS, 2017) :
- Des Neuroleptiques : la Chlopromazine - LARGACTIL®, la Fluphénazine décanoate - MODECATE®, l'Halopéridol - HALDOL® et la Rispéridone - RISPERDAL®.
- Des Thymo-Régulateurs : l'Acide valproïque - DEPAKINE®, la Carbamazépine - TEGRETOL®, le Carbonate de lithium.
- Des Antidépresseurs : l'Amitriptyline - LAROXYL®, la Fluoxétine - PROZAC®, la Clomipramine - ANAFRANIL®.
- Un anxiolytique : le Diazépam - VALIUM®.

Concernant le Bénin ou du Togo, l'accès à ces molécules reste difficile, notamment pour les plus récentes comme la fluoxétine, la rispéridone ou l'acide valproïque, qui sont régulièrement en rupture de stock du fait des difficultés de maîtrise de l'approvisionnement. Cette discontinuité est relativement problématique quand il s'agit de stabiliser des maladies psychiatriques chroniques nécessitant des prises quotidiennes.

Le prix de ces traitements, même lorsqu'ils sont disponibles, reste très élevé, et représente souvent un coût trop important au quotidien. Ce prix se rajoute à celui de la consultation, du transport jusqu'au soignant le plus proche....

Ces pays, qui possèdent de faibles systèmes de protection sociale, laissent à la charge des familles la quasi-totalité des frais en lien avec la maladie. Si on prend l'exemple du Togo, les dépenses de santé sont assurées à environ 60% par des financements privés, dont plus de 50% à charge des ménages. L'Etat prend en charge approximativement 22 % des dépenses, le reste étant assuré par des partenaires internationaux (Comité National de Promotion de la Protection Sociale, 2015).

Dans ce contexte s'est développé en Afrique de l'Ouest un marché de médicaments de contrebande, revendus à moindre coût, dont la qualité et la sécurité ne sont pas garanties. L'autre écueil de de ce manque d'accès à des médications pérennes est la corruption. Bien que l'impact réel de celle-ci soit difficile à mesurer, la revente et le détournement de produits pharmaceutiques semblent s'exercer à une fréquence non négligeable.

1.3.3.3 Des choix de terrain qui peinent à rencontrer les préconisations de l'OMS

1.3.3.3.1 Des actions d'aides internationales en « one shot »

Les ONG internationales proposent pour la plupart des projets de prise en charge du traumatisme, en « one shot ».rare sont les actions menées à long terme en santé mentale. Pour exemple, l'ONG Médecins Sans Frontières (MSF), pionnière dans le domaine de la santé humanitaire, met en place des psychothérapies de courte ou moyenne durée.

Celles-ci ciblent essentiellement les *« troubles psycho-traumatiques »*, les *« troubles anxieux »*, les « *troubles dépressifs* », ainsi que les personnes atteintes de « *maladie chronique* » (tuberculose ou VIH/SIDA), *« fragilisées par la découverte de leur maladie et par les bouleversements physiques et psychologiques auxquels la maladie les confronte* » (Médecins Sans Frontières).

De même, l'organisation Médecins du Monde met en œuvre des actions dans 4 domaines prioritaires : *« - le soin aux migrants et déplacés, - la promotion de la santé sexuelle et reproductive, - la lutte contre le VIH, - et la gestion de crises et conflits »*. Les missions relèvent donc, là aussi, essentiellement du domaine psychologique.

Les aides et interventions internationales semblent ainsi ne pas prioriser les pratiques médicales autour des pathologies neuropsychiatriques chroniques et leurs prises en charge (schizophrénie, trouble de l'humeur, troubles du neurodéveloppement, épilepsie, addictions…).

Actuellement, aucune politique n'est durablement mise en œuvre ou ne s'axe sur une transmission de connaissances pratiques utilisables au long cours sur le terrain. De même, la défense des droits de ces malades, régulièrement bafoués, ne semble pas être actuellement une problématique très investie.

Ces orientations sont le reflet des priorités de la communauté scientifique internationale, du fait de l'action combinée des acteurs sanitaires et associatifs du domaine, déployant préférentiellement les moyens dans le domaine des maladies infectieuses, et notamment du VIH. La recherche en santé mentale est à l'heure actuelle peu valorisée sur le plan international, et semble de ce fait désinvesti par ses spécialistes, au profit d'autres disciplines.

1.3.3.3.2 Psychiatrie intégrative

Dans des régions comme l'Afrique de l'Ouest, les organismes supranationaux encouragent le développement d'une offre de soins commune avec les médecines traditionnelles pour combler les lacunes importantes dans les prestations de services en santé mentale (Thirthalli et al., 2016).

Tandis que peu de structures s'engagent dans une réelle collaboration, les acteurs de la psychiatrie publique en Afrique de l'Ouest ont un discours favorable à l'intégration des tradithérapies dans les soins psychiatriques « classiques », arguant parfois une position ambiguë sur le sujet.

On peut en effet constater que dans la population, les représentations de la pathologie psychiatrique restent dominées par les étiologies mystiques ou d'envoûtement. « *En ce qui concerne la psychiatrie, les troubles psycho-comportementaux observés chez les patients sont attribués aux attaques des sorciers* » (Tabo, 2008).

L'externalisation de la cause reste ainsi dans ces pays le schéma explicatif dominant, et les psychiatres intègrent dans leur pratique et leur discours des éléments appartenant aux représentations traditionnelles. Si cet amalgame complexe de multiples théories peut déboucher sur des initiatives novatrices, à l'image de la collaboration étroite entre tradithérapeutes et soignants en santé mentale, cela peut également contribuer au renforcement de courants identitaires très défavorables aux patients les plus malades. Pour exemple, des psychiatres nigérians et sud-africains, bien qu'ils aient repéré des dérives majeures dans certaines structures de médecines traditionnelles et religieuses, qui de surcroît ne procurent pas de soins adaptés, invitent parfois les systèmes médicaux « conventionnels » à collaborer avec les systèmes dits complémentaires (Gureje et al., 2015).

Sous prétexte qu'une forte proportion de personnes adhère au modèle explicatif traditionnel, beaucoup de psychiatres laissent une place aux thérapeutes traditionnels dans les prises en charge en santé mentale, parfois les y intégrant activement.

1.4 ONG Saint Camille de Lellis et association SMAO, exemple d'un partenariat en faveur de la promotion des soins psychiatriques de première ligne

1.4.1 L'ONG Saint Camille de Lellis, un exemple de développement d'un réseau de soins de première ligne

1.4.1.1 Un maillage territorial à l'échelle de 2 états

Initialement au Bénin, puis au Togo depuis quelques années, l'ONG SCL s'est considérablement développée afin de renforcer le maillage territorial des soins psychiatriques qu'elle propose. Son action initiale était d'apporter assistance aux malades mentaux errants pour leur besoins primaires (nourriture, hygiène...). Très rapidement a émergé la nécessité de penser et d'organiser les soins psychiatriques et d'apporter des soins à l'ensemble de la population, devant la faiblesse des structures de soins dans le pays.

Son expansion s'est faite sur ses propres fonds, en marge de la psychiatrie publique. L'ONG étant d'obédience catholique, elle a pu bénéficier à ce titre d'un appui important de l'Eglise dans ces deux pays. A partir des années 2000, les premiers centres ont été ouverts afin de recevoir les patients psychiatriques et de leur prodiguer des soins.

La construction des centres d'hospitalisation a été rendue possible grâce aux dons de plusieurs bailleurs internationaux (ONG canadiennes, françaises, italiennes, espagnoles...) et du Vatican, qui a par exemple financé le centre d'hospitalisation de Sokodé au Togo.

1.4.1.2 Des « centres d'accueils »

Fondé sur un modèle hospitalier, ils proposent un service d'hospitalisation, et peuvent accueillir à temps complet les malades mentaux (200 places environ) et organiser des consultations de suivi à la sortie d'hospitalisation.

Ils sont aux nombres de 4 au Bénin :
- Zone Sud : Avrankou-Porto Novo et Tokan-Cotonou.
- Zone Centre : Bohicon.
- Zone Nord : Djougou.

On en compte 3 au Togo :
- Zone Sud : Zooti.
- Zone Ouest Kpalimé.
- Zone Nord : Sokodé.

1.4.1.3 Des « centres relais »

Très rapidement, la question de l'accessibilité géographique des soins s'est posée pour de nombreux patients et familles, habitant trop loin des centres d'accueil pour maintenir un suivi régulier. La distance et le coût généré par celle-ci a été source de nombreuses ruptures de traitement et rechutes. Bien que répartis dans différentes régions du Bénin, les 4 Centres d'Accueil restent difficiles d'accès à une grande partie de la population béninoise.

Dans une volonté d'aller vers les lieux où vivent les malades, le programme des Centres Relais s'est développé à partir de 2012. L'idée maîtresse de ce programme est de proposer des soins au plus près de la communauté, afin d'optimiser la continuité de la prise en charge, et de lutter contre la désinsertion des malades mentaux.

L'ONG SCL, dans le cadre de son partenariat avec l'association SMAO, a fait le choix d'amener une qualification psychiatrique à ces soignants qui en étaient pour la plupart dépourvue, afin d'augmenter les compétences des agents de santé en psychiatrie et de pouvoir développer ses actions. Ce programme se rapproche en termes d'organisation du principe de sectorisation, né dans la France d'après-guerre, et reprend également l'un des principaux axes du programme OMS pour la santé mentale : les soins des patients dans leur communauté.

1.4.1.4 Une qualification psychiatrique à des structures de soins généraux en première ligne

Afin de développer de nouvelles structures de soins à travers l'ensemble du territoire, l'ONG SCL s'est appuyée sur le réseau des congrégations catholiques. Ces dernières disposent dans tout le pays de dispensaires de soins en santé générale tenus par des infirmiers. Ces lieux sont en général bien repérés par la population locale qui consulte pour les problématiques somatiques.

Ce réseau s'est étendu en quelques années à la majorité du territoire béninois, et poursuit aujourd'hui son extension au Togo *(Figures 1 et 2)*. A ce jour, plus de 34 000 personnes (données de 2018) ont bénéficié des soins prodigués par l'ONG. Bon nombre de ces patients ont pu retourner dans leurs familles, reprendre leurs activités, et devenir eux-mêmes des promoteurs des soins en santé mentale.

1.4.1.5 Réhabilitation des patients

Très rapidement, il est apparu aux responsables de l'ONG SCL qu'il était important de proposer des lieux de réhabilitation pour certains patients stabilisés. A ce jour, 3 centres de réhabilitation fonctionnent au Bénin, un quatrième est en voie de construction. Ces centres où l'on pratique différent métiers (boulangerie, agriculture, teinte de tissus…) sont situés à proximité des centres d'accueil.

La majorité du personnel des centres de l'ONG SCL est composée d'anciens malades stabilisés et réhabilités, qui vivent et travaillent sur place. Ils occupent des fonctions dans tous les domaines : logistique (cuisine, entretien, mécanique…), gestion (direction des centres, …), soins (infirmiers, aides-soignants). L'ONG SCL a financé les études pour plusieurs d'entre eux.

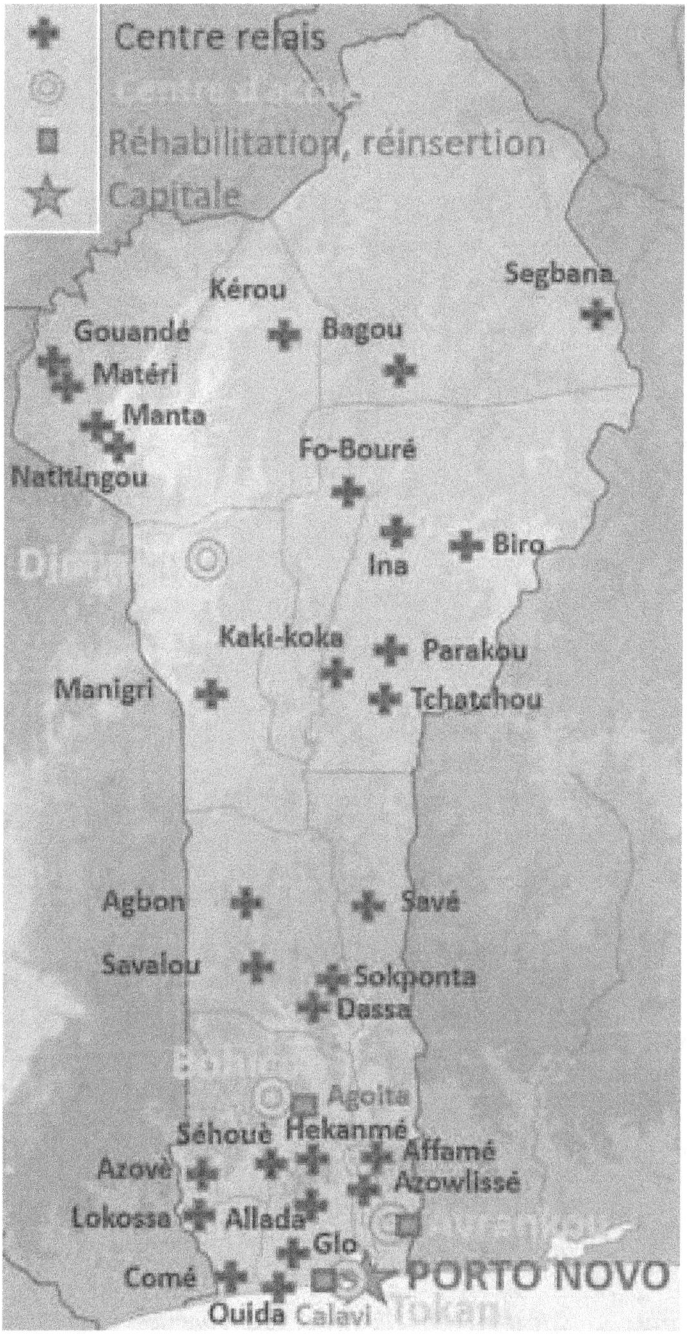

Figure 1 *: Cartographie de la répartition des centres de l'ONG Saint Camille de Lellis sur l'ensemble du territoire béninois en 2019*

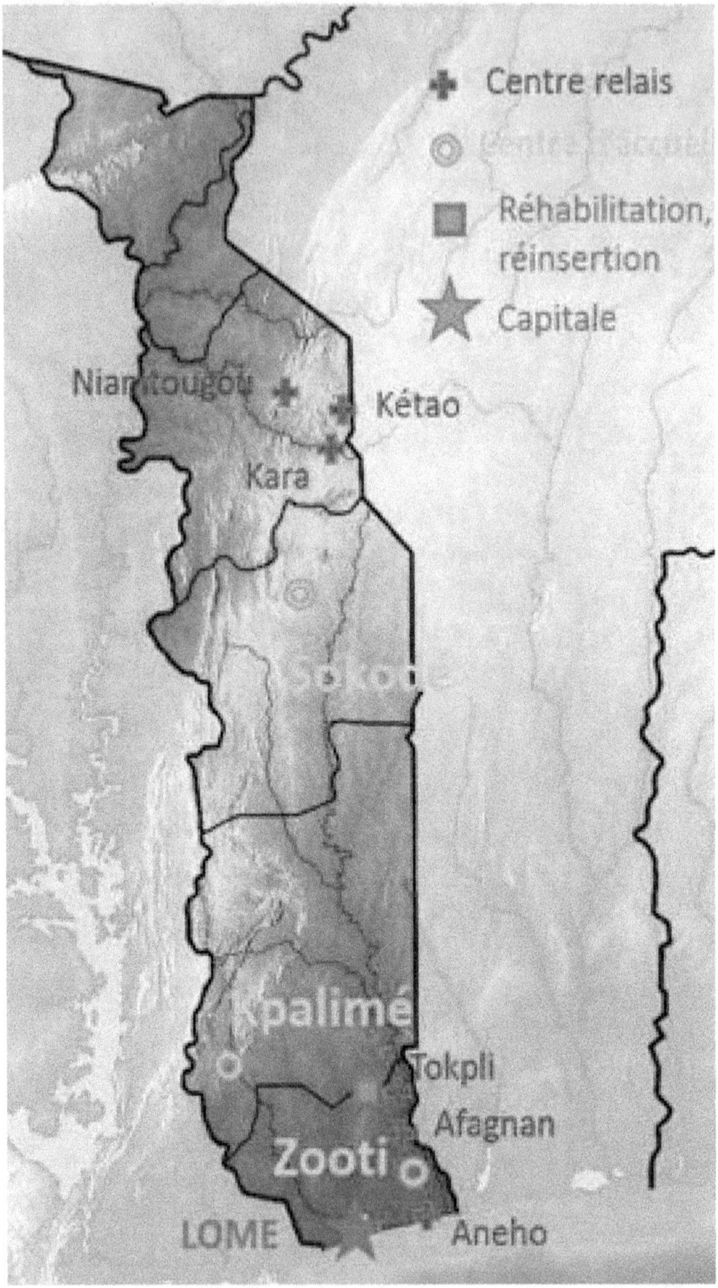

***Figure 2**: Cartographie de la répartition des centres de l'ONG Saint Camille de Lellis sur l'ensemble du territoire togolais en 2019*

1.4.1.6 Principales orientations de l'ONG SCL

Si à ses débuts, l'ONG SCL a eu pour ambition d'œuvrer dans une dynamique de charité (recueillir les malades des rues, les laver, les nourrir...), elle a dû rapidement monter en compétences et prendre en charge les soins, notamment pour améliorer la condition des patients délirants et agités.

Faute de pouvoir amener ces patients à la consultation publique (non reçus du fait de leur insolvabilité), le fondateur de l'ONG, touché par la cause de ces « *oubliés* », s'est mis en lien avec des psychiatres. Par expérience et empirisme, les équipes de la SCL ont progressivement acquis des compétences dans les domaines cliniques et thérapeutiques, et ont employé des infirmiers afin de professionnaliser et de parfaire les pratiques déjà existantes.

Au Bénin et au Togo, la délégation des soins psychiatriques de première ligne qui leur est donnée (prescription et renouvellement de médicaments, ...), permet l'élargissement du maillage territorial d'offre de soins. A ce jour, tous les centres d'accueil de l'ONG SCL sont ainsi dirigés par un infirmier chef soutenu par un ou deux autres infirmiers et des aides-soignants.

Pour l'instant, l'ONG ne possède aucun médecin psychiatre salarié. Les Centres d'Accueils béninois sont inspectés une fois par an par une commission du ministère de la santé dirigée par des psychiatres universitaires. Cette inspection a pour but d'évaluer le niveau des diagnostics et des thérapeutiques mis en place par les infirmiers des centres.

1.4.1.7 Financement des soins et tarifs prodigués par l'ONG SCL

La somme demandée aux patients pour assurer les consultations et la délivrance des traitements pour le mois repose sur un tarif forfaitaire. Ce prix est identique pour tous les patients, quel que soit la pathologie, le nombre de traitements prescrits ou la durée des hospitalisations lorsque celles-ci sont nécessaires. Le reste des financements nécessaires au fonctionnement de l'ONG est obtenu par des dons privés, nationaux et internationaux.

Comparativement aux autres lieux de soins, ces prix sont excessivement bas : de l'ordre de 3 euros par mois, soit environ 2000 fCFA (Franc de la Communauté Financière Africaine) pour les consultations et le traitement mensuel. Ils sont de l'ordre de 7,5 euros (5000 fCFA) pour une hospitalisation et les traitements utilisés au cours de celle-ci.

Ce faible coût permet aux patients de poursuivre leurs traitements au long court. Pour ceux qui ne peuvent pas payer ce minimum, les soins sont parfois délivrés gratuitement.

Les prix des prestataires étatiques de soins sont beaucoup plus élevés. On estime la consultation avec un médecin spécialiste au CNHU de Cotonou à un prix affiché en 2019 à 5000 fCFA (7,5 euros). Concernant les traitements, d'après le catalogue des prix de cession de la CAME (Centrale d'Achat des Médicaments Essentiels et Consommables Médicaux, au Bénin) de 2019, le prix d'un traitement générique quotidien revient en moyenne à 10% du salaire minimum journalier. Pour rappel, le revenu mensuel brut par habitant en 2016 était estimé par la Banque mondiale à un peu plus de 40000 fCFA (approximativement 65 euros), avec environ 1/3 de béninois vivant en dessous du seuil de pauvreté en milieu urbain. En milieu rural, presque tous les Béninois sont en-dessous du seuil de pauvreté, beaucoup ayant une économie uniquement subsidiaire.

1.4.2 La formation SMAO, un exemple de formation psychiatrique simplifiée pour des soins de première ligne :

1.4.2.1 Naissance de la collaboration entre l'ONG SCL et la SMAO

1.4.2.1.1 Bilan initial

La SMAO est une association à but non lucratif essentiellement constituée d'internes et de médecins psychiatres. Elle a pour principales missions la formation en psychiatrie des agents de santé de première ligne, et un appui dans le développement des systèmes de soins. Ponctuellement, elle apporte également une aide financière en soutien à certains projets (financement d'un bâtiment, ...).

La première étape de la collaboration entre l'ONG SCL et la SMAO a duré trois ans. Plusieurs séjours sur le terrain pendant cette période ont permis d'avoir une connaissance du terrain, du fonctionnement de l'ONG SCL. Ces différents voyages ont permis de dresser un bilan initial de la situation afin d'élaborer un programme de formation aux agents de santé.

L'état des lieux dressé par la SMAO concernant l'ONG SCL relevait :

Points positifs :

- L'ONG est bien repérée par les populations comme un lieu de soins psychiatriques.
- Une organisation de suivi des patients repose sur un mode se rapprochant des CMP (Centre Médico Psychologique)
- Une grande réactivité et capacité à faire diffuser des changements.
- Un véritable savoir-faire dans l'abord et la prise en charge des malades psychiatriques.
- Une accessibilité financière et une modicité des soins, gratuits pour les malades des rues et les indigents.
- Des protocoles thérapeutiques d'urgence opérants.
- Des prises en charge au long cours des psychoses chroniques et des épilepsies satisfaisantes.
- Une place donnée aux malades rétablis au sein de l'institution.
- Une lutte continue contre les préjugés et croyances entourant la maladie mentale.
- Une réelle volonté et une implication à toute épreuve auprès des patients psychiatriques.
-

Points à améliorer :

- Une absence de référentiel théorique clairement identifié.
- Un défaut d'harmonisation des dossiers entre les différents centres.
- Des difficultés dans le repérage des diagnostics, et des concepts de « Dépression », de « Trouble bipolaire », et de « schizophrénie » mal établis par les soignants.
- Une accessibilité géographique à parfaire.
- Une absence de solutions d'aval pour les malades les plus sévères, ou les plus isolés socialement.

1.4.2.1.2 Référentiel théorique de départ

Aucun référentiel diagnostic n'était clairement identifié au sein de l'ONG SCL pour le repérage et le diagnostic des troubles mentaux. Un vocabulaire sémiologique complexe était utilisé de manière peu cohérente, que ce soit sur le plan clinique ou dans la démarche thérapeutique. Pour exemple, une très grande partie des observations relevaient des descriptions sémiologiques de type « *hallucinations visuelles* », « *paranoïaque* », « *hystérie* », ... Qui étaient utilisées de manière parfois abusive et non justifiée.

Les terminologies sont différentes entre chaque soignant et entre chaque centre. En l'absence d'un langage commun, la compréhension de la pathologie du patient en était parfois fortement affectée, notamment lorsque celui-ci sortait d'hospitalisation d'un centre d'accueil pour partir en consultation dans un centre relais. L'expression par un patient d'une plainte de type « *je vois les ancêtres la nuit* », pouvait être interprétée, en fonction des soignants, comme une hallucination, un cauchemar, ou de simples préoccupations.

Il a fallu ainsi aux membres de SMAO et de la SCL de nombreux échanges pour repérer quels étaient les points communs et les différences dans l'interprétation des signes cliniques observables et de la parole des patients et de leur famille. Comme nous le verrons ultérieurement, la construction de l'outil commun (Fiche SMAO) a nécessité plusieurs tentatives, et des améliorations successives pour aboutir en 2018, à une fiche qui semble satisfaire l'ensemble des intervenants de terrain, et dont l'évaluation est l'objet central de ce travail de thèse.

1.4.2.2 Mise en place de la formation SMAO

1.4.2.2.1 Plan d'action

Une fois l'état des lieux réalisé, un plan d'action a été rédigé avec la mise en place d'un programme de formation sur 5 ans (2015-2020), après validation par la direction de l'ONG SCL.

Objectifs du plan d'action :

- Accompagnement par la SMAO du programme des Centres Relais.
- Doter l'ONG SCL d'un référentiel théorique commun standardisé :
- Fiche de recueil diagnostique (Fiche SMAO).
- Guide clinique thérapeutique SCL-SMAO.
- Etablir des catégories diagnostiques simplifiées afin de :
  . Mieux repérer la Dépression.
  . Intégrer le concept de Trouble Bipolaire.
  . Améliorer la capacité de discrimination entre les différents troubles mentaux.
- Améliorer les prescriptions au long cours.
- Mettre en place une formation théorique annuelle.
- Structurer la formation pratique (co-consultations).
- Mettre en place un groupe Whats App® de formation continue.

1.4.2.3 Mise en place de la formation SMAO

1.4.2.3.1 Modèle organisationnel de la formation aux agents de santé mentale de l'ONG

La formation est donnée à l'ensemble des soignants de l'ONG SCL. Celle-ci a débuté en 2015, et depuis se déroule annuellement. L'un des principaux objectifs de cet enseignement est d'homogénéiser les pratiques au sein de chacun des centres, et de donner à chaque soignant une base et des compétences théoriques et pratiques psychiatriques. Le public ciblé par la formation est l'ensemble des soignants de la SCL travaillant dans les centres béninois et togolais. Ce sont tous des infirmiers diplômés d'état ayant reçu un enseignement en soins généraux. Aucun n'a la spécialisation en soins infirmiers psychiatriques, qui existe encore en Afrique de l'Ouest, *a contrario* de la France, et qui requiert 2 années d'études supplémentaires.

Cette formation se déroule en 2 temps, une première partie théorique, une seconde pratique. Le coût de l'ensemble de ces enseignements, comprenant la location de la salle, les déplacements sur place, les frais sur place des volontaires, les impressions des fiches, les frais de venue et de restauration des agents de la SCL assistant à la formation, s'effectue sur un budget moyen qui se situe entre 10 000 et 13 000 euros par an.

1.4.2.3.2 La formation théorique :

Ce temps réunit l'ensemble du personnel soignant de l'ONG sur une journée chaque année. Cela permet d'assurer la formation continue pour l'ensemble du personnel, mais également de rencontrer l'ensemble des acteurs participant aux soins des malades pris en charge dans l'ONG. Ceux-ci sont souvent très éloignés les uns des autres, et n'ont que peu d'occasions de se retrouver et de discuter de leurs objectifs communs et de leur travail en réseau.

Cours magistraux :

La première partie de la journée se présente sous forme de cours magistral, avec un support visuel rétroprojeté à l'ensemble de la salle. A cette occasion, les formateurs de SMAO, médecins psychiatres, reprennent la bonne compréhension et utilisation du guide que nous détaillerons ci-après : repérage des symptômes clefs permettant une démarche diagnostique, utilisation des protocoles de traitement…

Ce temps est également dédié à reprendre la méthode d'utilisation de la fiche diagnostique, afin de simplifier la démarche diagnostique des soignants. Des cas cliniques sous forme de questionnaire à choix multiples (QCM) sont proposés à l'ensemble des soignants, afin de s'assurer de leur bonne compréhension des enseignements.

Cas cliniques et échanges de pratiques :

Lors de la deuxième partie de la formation, les soignants de l'ONG sont séparés en deux groupes :

- Le premier est constitué des soignants les plus anciens et les plus expérimentés dans les soins psychiatriques. Ils se concentrent ainsi sur des problématiques psychiatriques plus complexes, comme les questionnements autour des comorbidités, de situations cliniques difficiles, etc.
- Le deuxième groupe concerne les agents de santé plus novices. Il y est repris de manière plus individualisée et approfondie la compréhension et l'utilisation de la fiche diagnostique et du guide, les points importants à repérer, les attitudes à adopter auprès des malades.

1.4.2.3.3 Formation pratique

Celle-ci consiste en des co-consultations sur le terrain, à un rythme moyen de trois à quatre fois par an. Elles sont effectuées par des équipes de psychiatres et internes de psychiatrie volontaires, venus de toute la France.

Chaque équipe de formation est dirigée par un formateur expérimenté se rendant très régulièrement au Bénin et au Togo, qui connait bien le terrain et maîtrise la fiche SMAO. C'est ce formateur expérimenté qui co-consulte avec l'infirmière du Centre-Relais. Il assure également l'encadrement des autres volontaires SMAO se rendant pour les premières fois dans le pays. L'ensemble des psychiatres et internes en psychiatrie qui participent aux séjours reçoivent tous une formation préalable à l'utilisation de la fiche et du guide SMAO.

Pendant la durée des entretiens de la journée de formation pratique, un formateur reste auprès de l'infirmier recevant les patients. Sa mission première est de s'assurer de la compréhension de la fiche et de la bonne utilisation du guide. Le rôle principal du psychiatre SMAO n'est pas d'être le médecin des patients, mais plutôt d'être le formateur de l'infirmier. Pour autant, les passages réguliers permettent de superviser les dossiers, de voir et revoir les cas difficiles, ou ceux qui ont posé question à l'infirmier du centre.

A la fin de la journée de consultations, sont repris avec l'infirmier les points forts de ses prises en charge, ainsi que ceux qui méritent d'être consolidés.

Ces journées sont souvent denses en raison du nombre important de consultations. Certains centres reçoivent en effet plus de 200 patients en une journée uniquement pour la consultation psychiatrique. Chaque Centre d'Accueil et Centre Relais sera visité au moins une fois par an par les formateurs de SMAO.

1.4.2.3.4 Formation continue Whats App®

Un groupe Whats App a également été créé, comprenant l'ensemble des agents de santé de l'ONG SCL ainsi que les formateurs SMAO expérimentés ? Chaque soignant peut ainsi à tout moment demander de l'aide, poser des questions, faire part de la problématique d'un de ses patients. Ainsi l'ensemble des soignants ont accès à la réponse faite, et peuvent participer aux échanges au sein du groupe.

Il voit naitre des questionnements de plus en plus complexes sur les pathologies mentales, témoin du gain d'expérience et de l'avancée dans la réflexion des soignants vis-à-vis des troubles mentaux.

1.4.2.4 Contenu des supports d'enseignements : la fiche SMAO et son guide pratique

1.4.2.4.1 Informations générales sur l'outil

o *-Fiche SMAO*

La fiche SMAO est un outil simplifié de recueil de données psychiatriques. Elle se veut être facile d'utilisation, reproductible, fiable, sensible et spécifique dans la détection et la discrimination des pathologies psychiatriques chroniques et sévères prioritaires en termes de santé publique.

Revue plusieurs fois, elle s'axe sur les symptômes cliniques cardinaux communs retrouvés dans chacune des pathologies explorées, tout en s'adaptant aux spécificités et expressions locales.

- *-Guide en soins psychiatriques primaires SMAO*

Le guide pratique en soins primaires psychiatrique est la notice explicative pour l'utilisation de la fiche diagnostique. La première version de celui-ci a été créée en 2014. C'est une base d'enseignement simplifié s'adressant à un public de soignants paramédicaux de première ligne. Il est constitué d'une trentaine de diapositives résumant les points essentiels de chaque diagnostic utilisé, ainsi que des protocoles de prise en charge thérapeutique à appliquer selon chaque diagnostic. Il utilise les thérapeutiques accessibles sur le terrain afin de permettre l'accès aux soins au plus grand nombre.

Le guide cible les populations souffrant de pathologies psychiatriques sévères et chroniques. Celui-ci a été à plusieurs reprises modifié en fonction des remarques et observations faites sur le terrain. Il s'agit d'un support dans l'utilisation de la fiche et d'une aide à l'orientation diagnostique et thérapeutique *(Figures 3 à 6)*.

FICHE DE RENSEIGNEMENTS PSYCHIATRIE (V.2018)

N° DOSSIER : ………………………………

Nom et Prénoms ……………………………………………………………………………

Fils de ……………………………………………………………………………

Et de ……………………………………………………………………………

Entrée le ……………………………………………………………………………

Domicile ………………………………………Région………………………………

Age……………………Sexe…………………Ethnie……………………Religion……………………

Profession ………………………………………Situation………………………………

Personne à prévenir en cas de besoin……………………………………………

Contexte de la consultation Il est venu seul à la consultation : **O / N** Il ne voulait pas venir, c'est son entourage qui l'a forcé à venir : **O / N** Il arrive attaché ou menotté : **O / N**

Poids……………………… **Température**……………………**TA**……………………………

Figure 3 : *Fiche SMAO de renseignements psychiatriques et d'aide au diagnostic clinique et d'orientation à la prise en charge des malades mentaux. Première page.*

Fait actuellement OU A déjà fait (ENTOUREZ **O** SI C'EST OUI ET **N** SI C'EST NON)

A déjà été enchaîné, chicoté, ou bastonné **O / N**

Parle en désordre : **O / N**

Fait des choses bizarres **O / N**

Prend la voie, part en brousse **O / N**

Collecte les objets, les vêtements ou les déchets **O / N**

Très sale **O / N**

Se met nu **O / N**

Rit tout seul **O / N**

Parle ou répond à des gens qui n'existent pas **O / N**

Insulte ou frappe **O / N**

Parle beaucoup **O / N**

Fait beaucoup de va et vient **O / N**

Pense qu'il est très important, se prend pour Dieu ou le président par exemple **O / N**

Refuse de s'alimenter **O / N**

Ne dort pas et ne tient pas en place la nuit **O / N**

Pas en joie ou pleure **O / N**

A du mal à s'endormir ou se réveille souvent car pense beaucoup aux soucis **O / N**

Moins d'envie de faire ce qu'il aime d'habitude **O / N**

Pense au suicide ou a déjà essayé de se tuer **O / N**

Très inquiet, beaucoup de peurs, stressé **O / N**

Se plaint beaucoup de douleurs dans le corps **O / N**

Sent des insectes ou des fourmillements ou quelque chose qui bouge dans le corps **O / N**

Sent le feu, ou l'électricité, ou du froid dans le corps **O / N**

Pense que quelqu'un lui en veut (famille ou voisin) **O / N**

Autres signes que vous observez :

Figure 4 : *Fiche SMAO de renseignements psychiatriques et d'aide au diagnostic clinique et d'orientation à la prise en charge des malades mentaux. Deuxième page.*

A quel âge il a été malade pour la première fois : ....

☐ **Premier Episode** (malade depuis <u>moins de 2 ans</u>)

☐ **Rechute** (la maladie part et revient OU est malade depuis plus de 2 ans)

Si c'est une rechute, entre les rechutes :

- Le patient s'est totalement retrouvé, a retravaillé et fait ses activités quotidiennes **O / N**
- Le patient est resté « bizarre » **O / N**

Autres antécédents personnel et familiaux

La maladie mentale existe dans la famille **O / N**

Le patient souffre-t-il d'autres maladies ? ....

Le patient a déjà eu un coma (après un choc sur la tête ou une fièvre...) **O / N**

Le patient consomme des drogues **O / N** (laquelle ....)

Le patient consomme beaucoup d'alcool **O / N**

Est-ce qu'il s'est passé quelque chose dans la famille, l'entourage ou au travail lorsque la maladie a débuté (deuil, séparation, conflit) ?

....

....

Figure 5 : *Fiche SMAO de renseignements psychiatriques et d'aide au diagnostic clinique et d'orientation à la prise en charge des malades mentaux. Troisième page.*

Hypothèse Diagnostique (Entourez votre Diagnostic)

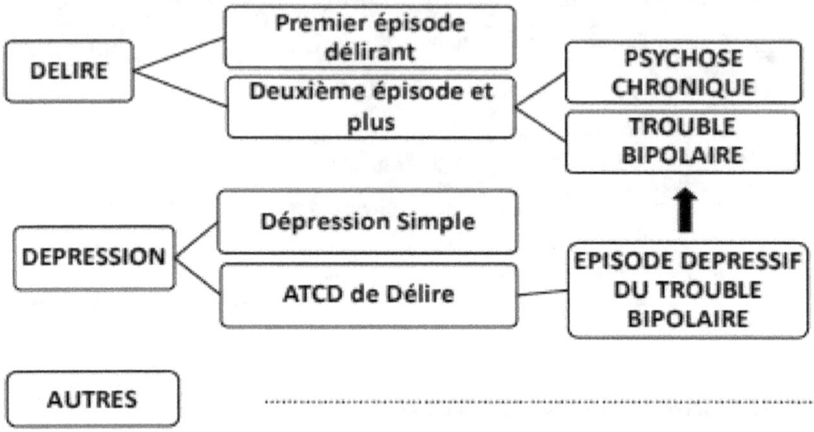

La patiente est enceinte OU allaite un bébé : **O / N**

A déjà fait des allergies à des médicaments : O / N (lequel ....)

<u>**TRAITEMENT** **que vous prescrivez :**</u> *Voir obligatoirement Fiche Protocole*

Attention au poids et à l'âge (ajustez les doses !)

Figure 6 : *Fiche SMAO de renseignements psychiatriques et d'aide au diagnostic clinique et d'orientation à la prise en charge des malades mentaux. Quatrième page.*

1.4.2.4.2 Recueil des données du patient et contexte de la consultation

La première partie de l'outil *(Figure 3)* est consacrée au recueil des données personnelles (identité, âge, adresse, personne à prévenir en cas de besoin...).

La prise en compte du contexte de consultation est demandée. Celui-ci oriente souvent sur la pathologie sous-jacente présentée par le patient. En effet, un patient enchainé sera probablement un patient délirant et agité, contrairement à un patient venant seul de son propre gré. Cette simple observation aide souvent les soignants à orienter leur examen clinique et leur diagnostic.

Pour chaque patient un recueil des constantes est attendu (poids, température, tension artérielle...), afin de pouvoir éliminer des pathologies non psychiatriques (étiologie infectieuse...). Les antécédents (ATCD) médicaux, chirurgicaux, obstétriques et traumatiques sont également recherchés.

1.4.2.4.3 Recueil des signes cliniques et démarche diagnostique

- *Recueil sémiologique par colonnes*

La première partie de la fiche SMAO est constituée d'un recueil de signes cliniques classés en 2 colonnes *(Figure 4)*. La première regroupe des signes de délire, la deuxième ceux de dépression.

Les soignants doivent entourer à l'aide de leurs observations et de l'interrogatoire du patient et/ou de sa famille si Oui (O) ou Non (N) la personne en consultation présente ou a présenté les divers symptômes de la liste. Les différents symptômes constituant la fiche ont été sélectionnés au cours des consultations sur le terrain et des échanges avec les soignants de l'ONG SCL.

Ce choix a été fonction de l'ensemble des signes cliniques présentés à l'identique par les patients consultant de manière empirique, s'appuyant sur les critères cliniques précédemment utilisés en psychiatrie à des fins diagnostiques.
Chaque item a été intégré dans la fiche s'il se démarquait pour son apport clinique, sa pertinence, sa sensibilité et sa spécificité pour les pathologies ciblées.

L'intégralité des 2 colonnes doit être remplie dans la mesure du possible. Cette partie est présentée sous forme de colonne afin de classer d'un côté les signes cliniques évocateurs de délire, de l'autre ceux de la dépression.

o *-La colonne « délire »*

La première colonne représente l'ensemble des signes objectivables dans la clinique du délire. Pour exemple, on y retrouve des signes de délire « parle ou répond à des gens qui n'existent pas », « se prend pour dieu », des signes de désorganisation « collecte les déchets » ... Les 4 premiers items présents dans l'encadré sont des items « très spécifiques du délire ».

o *-La colonne « dépression »*

La deuxième colonne permet le recueil diagnostic des signes de dépression. Pour exemple, on y retrouve les éléments de tristesse de l'humeur « pleure beaucoup », « pense beaucoup aux soucis », les idées suicidaires, ... Cette colonne prend en compte à la fois les symptômes communs de dépression en association aux spécificités d'expressions cliniques locales, notamment pour les 4 derniers items.

o *-Discrimination entre délire et dépression*

La partie de l'outil diagnostic permettant la discrimination entre le délire et la dépression est probablement celle qui a le plus été modifiée au cours des années. Les principaux éléments médicaux des pathologies délirantes et dépressives communs aux populations, présents ou absents, y sont répertoriés et organisés par colonnes *(Figure 4)*.

Pour pouvoir poser le diagnostic de délire, il faut avoir obtenu beaucoup de « OUI » dans la première colonne. *A contrario*, si l'on obtient beaucoup de « OUI » dans la deuxième colonne, alors on s'orientera vers un diagnostic de dépression. Dans le cas où l'on obtient beaucoup de « OUI » dans les 2 colonnes, il est considéré que la présence de symptômes du délire atteste d'une pathologie délirante sous-jacente, peu importe les réponses faites dans la 2ème colonne.

De même, la présence de 3 « OUI » ou plus dans l'encadré présent au début de la colonne « délire » orientera systématiquement vers une pathologie délirante.

o *-Recherche des ATCD en cas de diagnostic de « dépression »*

Lorsque le diagnostic de dépression est posé, il est demandé aux soignants de bien vérifier l'existence d'antécédents de troubles psychiatriques.

Si le patient déprimé a présenté par le passé des symptômes de la première colonne, a *fortiori* si ceux-ci se trouvent dans l'encadré initiant la première colonne, on s'oriente alors vers une pathologie délirante.

Si le patient n'a jamais présenté les symptômes de la colonne A qui recherche les signes du délire, alors on s'orientera vers le diagnostic de dépression simple.

1.4.2.4.4 Recherche et évaluation des antécédents d'épisodes de maladie mentale

L'intérêt de cette partie est de connaitre la durée d'évolution de la maladie. Concernant les épisodes délirants, il s'agit de pouvoir déterminer si le patient connait son premier épisode, ou si celui-ci a déjà connu plusieurs rechutes de sa pathologie psychiatrique. Cette recherche de l'existence d'épisodes antérieurs permet d'orienter le diagnostic soit vers un premier épisode isolé, soit vers une pathologie d'évolution plus chronique *(Figure 5).*

L'exploration de la situation des patients entre les rechutes et l'existence de périodes d'intercurrence est également recherchée. Le diagnostic sera ainsi plus aisément orienté vers un trouble de l'humeur de type bipolarité si le patient présente des intervalles de pathologies asymptomatiques, avec un fonctionnement antérieur identique à celui présenté avant le début des troubles.

Le diagnostic de psychose chronique, quant à lui, sera plus volontiers suspecté en l'absence d'intervalles sains ou en l'absence de restauration complète du patient, ou en présence de symptômes résiduels.

1.4.2.4.5 Formulation des hypothèses diagnostiques

Un arbre décisionnel est proposé au dos de la fiche de renseignements psychiatriques, auquel on peut répondre à partir des données précédemment recueillies *(Figure 6).*

1.4.2.4.6 Application de protocoles thérapeutiques

o *Choix des traitements médicamenteux utilisés*

En fonction de la pathologie ciblée, plusieurs protocoles ont été préétablis. Ils ont été rédigés avec le souci d'utiliser des médicaments disponibles sur le terrain, afin de pouvoir proposer des soins de base standardisés cohérents.

Le choix s'est porté sur les molécules accessibles financièrement et disponibles de manière pérenne sur le territoire. Ils font partie des molécules essentielles figurant sur le catalogue de l'OMS. Au total, l'ONG Saint Camille de Lellis utilise 6 traitements pour la psychiatrie :
- 3 neuroleptiques : halopéridol - HALDOL®, chlorpromazine - LARGACTIL® et fluphénazine décanoate - MODECATE® (neuroleptique retard injectable).
- 1 correcteur anticholinergique : trihexyphénidyle - ARTANE®
- 1 antidépresseur : amitriptyline - LAROXYL®
- 1 thymorégulateur : carbamazépine - TEGRETOL® (également utilisé comme antiépileptique).

o *-Traitement du « délire »*

Les soignants sont formés à délivrer de manière protocolisée les neuroleptiques ainsi que le correcteur anticholinergique. Pour chacune des pathologies délirantes sont expliquées les différentes possibilités de maniement des molécules utilisées *(Figure 7)*. Le protocole thérapeutique permet, au décours des épisodes de décompensation aiguë dc la pathologie délirante, de moduler les traitements en fonction de l'état ou de la pathologie du patient.

o *Traitement de l'épisode dépressif*

De même que pour l'épisode délirant, la formation détaille les modalités d'utilisation des molécules agissant sur les troubles de l'humeur, ainsi que de leur utilisation en fonction de la pathologie psychiatrique du patient (dépression simple *versus* épisode dépressif du trouble bipolaire.)

o *-Surveillance des traitements et effets secondaires*

Des conseils de surveillance des médicaments prescrits ainsi que des principaux effets secondaires potentiels sont donnés et exposés dans le guide afin d'y sensibiliser les soignants (*Figure 8)*.

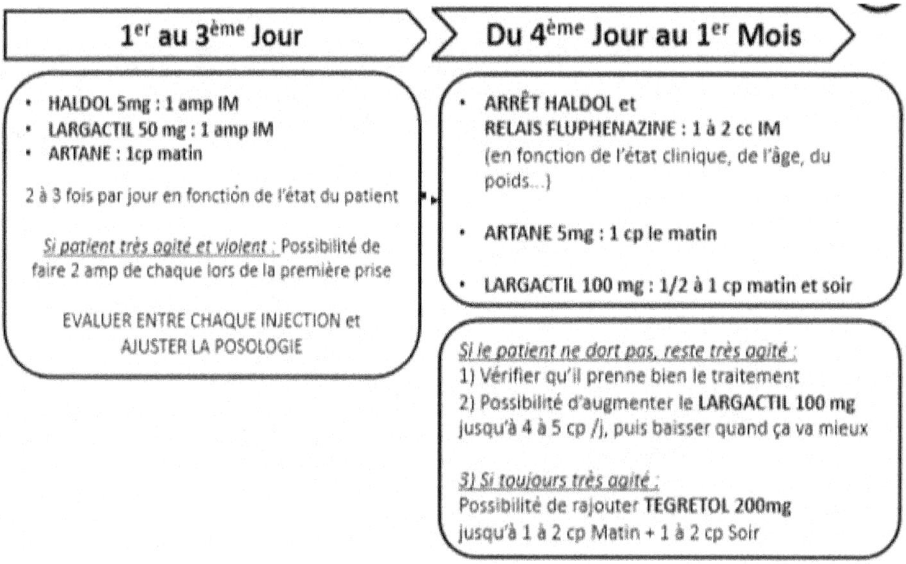

***Figure** 7 : Extrait du guide clinique et thérapeutique concernant le protocole « de crise » du délire*

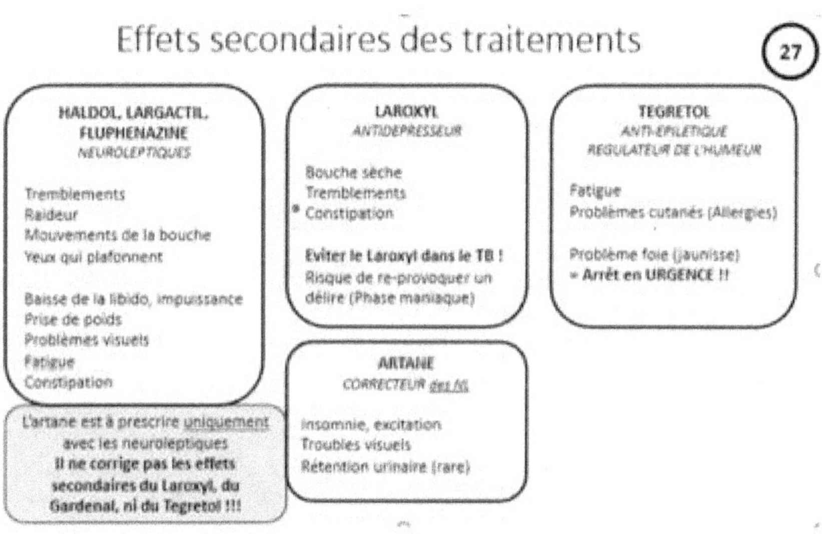

***Figure 8** : Extrait du guide SMAO traitant des effets secondaires des molécules utilises à l'ONG dans les troubles psychiatriques*

2 Hypothèse et objectifs de l'étude

2.1 Hypothèse

L'utilisation d'une formation simplifiée permet l'apport de compétences cliniques et thérapeutiques en adéquation avec les besoins sanitaires de la population pour les soins psychiatriques de première ligne.

2.2 Objectifs

L'objectif principal de cette étude est l'évaluation de la fiche SMAO, utilisée comme outil de formation simplifiée en soins psychiatriques, lors des enseignements dispensés par l'association SMAO à destination des agents de santé mentale de première ligne de l'ONG SCL au Bénin et au Togo. L'une des principales données étudiées est la concordance diagnostique et thérapeutique entre les formateurs (médecins psychiatres de l'association SMAO) et les agents de santé mentale de première ligne.

Les objectifs secondaires de cette étude sont de décrire :

- La population consultant dans les centres de l'ONG SCL au Bénin et au Togo.
- Les représentations vis-à-vis de la maladie mentale rapportées par les soignants avant et après la formation par la SMAO.
- Les raisons ayant amené les soignants à travailler auprès des malades mentaux.
- Le taux de maltraitance lié à la pathologie psychiatrique avant et après la prise en charge psychiatrique.

3 Matériels et méthodes de l'enquête

3.1 Schéma de l'étude

L'enquête a été menée lors d'un séjour de formation SMAO, entre le 20 octobre et le 3 novembre 2018, sur les centres béninois et togolais visités par l'association. La formation a été conduite par une équipe composée de 2 psychiatres, 3 internes en psychiatrie (dont je fais partie) et 1 externe en médecine. L'ensemble des données a été collecté par différentes méthodes, prenant en compte des données épidémiologiques, cliniques et thérapeutiques.

Ce sont les psychiatres formateurs présents lors du séjour qui ont recueilli l'ensemble des informations concernant les questionnaires de l'étude. Ils avaient tous reçu une formation brève concernant les enseignements et les compétences à transmettre aux agents locaux, ainsi que des recommandations standardisées pour collecter les différentes informations nécessaires au bon déroulement de l'étude.

- **Questionnaire portant sur les concordances diagnostiques et thérapeutiques brutes entre soignants de la SCL et formateurs SMAO**

Afin de répondre à la question posée et d'évaluer l'efficacité de la fiche SMAO comme outil de formation simplifiée, cette étude observationnelle descriptive transversale a été conduite dans 14 centres répartis sur l'ensemble du territoire béninois et togolais *(Figure 9)*. Ces centres, qui appartiennent à l'ONG SCL, comportent 11 centres relais (consultations) et 3 centres d'accueils (hospitalisation et consultations).

Le « **questionnaire patient** », permettait lors des co-consultations, de recueillir les informations sur les patients qui consultaient pour la maladie mentale, et d'évaluer les réponses diagnostiques et thérapeutiques des soignants. Les agents de santé mentale menaient la consultation et remplissaient la « fiche SMAO » comme à leur habitude. Le formateur notait ses éventuelles corrections dans un second temps, afin de ne pas influencer les résultats.

- **Questionnaire portant sur les ressentis et les représentations des soignants vis-à-vis des malades mentaux et de la formation reçue en psychiatrie**

L'évaluation a porté sur 11 centres béninois et togolais, soit 3 centres d'accueil et 8 centres relais. Sur chaque centre, un à deux soignants ont rempli le « **questionnaire soignant** » *(Figure 10).*

Ce questionnaire permet de renseigner le vécu des formations et les représentations des soignants vis-à-vis de la maladie mentale. Il a été passé à chaque fin de journée par les soignants ayant effectué les co-consultations, sous forme d'interview. L'examinateur prenait note des réponses. Celles-ci ont été anonymisées dans un second temps.

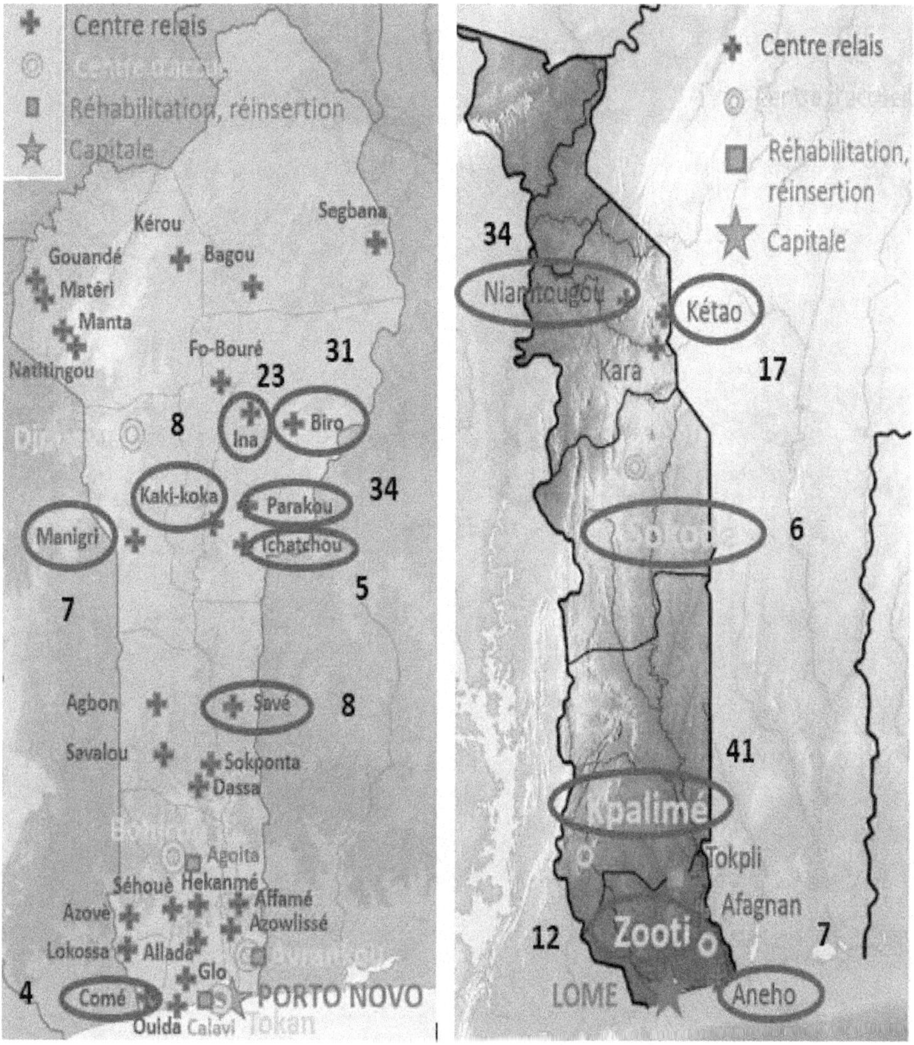

Figure 9 *: Cartes représentant le nombre de questionnaires réalisés pendant l'étude portant sur les concordances diagnostiques et thérapeutiques entre formateurs SMAO et soignants de l'ONG*

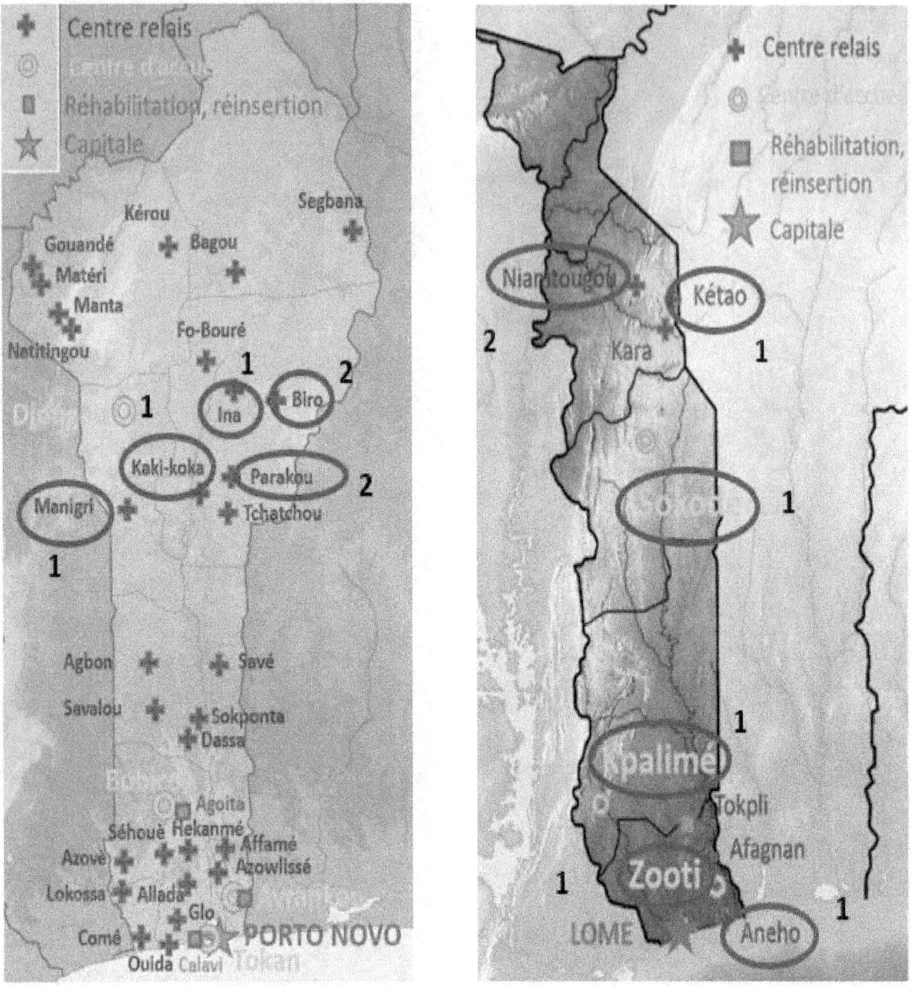

Figure 10 : *Cartes représentant la répartition des soignants interrogés par centres visités durant le séjour*

3.2 Critères d'inclusion et d'exclusion :

3.2.1 Questionnaire évaluant les prises en charge des patients ou « questionnaire patient »

Les sujets ont été inclus au cours des entretiens menés dans l'ensemble de ces centres, répartis sur tout le territoire béninois et togolais. Les « fiche SMAO » devaient avoir été remplies au cours des co-consultations qui se sont tenues lors du séjour de formation. Celles-ci devaient être menées par un binôme « agent de santé travaillant à l'ONG SCL - formateur SMAO ».

Les réponses spontanées des agents de santé mentale réalisant les entretiens étaient cotées, et les corrections éventuelles et modifications portées par le formateur étaient réalisées après la cotation du soignant afin de ne pas influencer les résultats *(Figures 11 et 12)*.

3.2.1.1.1 -Critères d'inclusion

La population étudiée correspond aux patients majeurs, âgés de 18 à 65 ans, consultant pour un trouble psychiatrique, pour lesquels la fiche d'observation SMAO a été utilisée. Ces patients pouvaient consulter pour la première fois, auquel cas « la fiche SMAO » était complétée pour la première fois. D'autres patients étaient déjà suivis dans les centres SCL, et il a été rajouté une nouvelle « fiche SMAO » au dossier déjà existant.

3.2.1.1.2 -Critères d'exclusion

N'ont pas été prises en compte dans les analyses statistiques les « fiches SMAO » :

- Remplies pour des patients mal orientés (consultations pour des troubles somatiques, diagnostiqués au cours du remplissage de la fiche).
- Remplies pour des patients consultant pour des troubles neurologiques ou neurodégénératifs (épilepsie, démence.)
- Les dossiers trop anciens, incomplets ou illisibles.
- Les patients qui n'ont pas bénéficié de la fiche SMAO pour leur prise en charge.

Les données ont été recueillies par le biais d'un questionnaire prenant en compte des données cliniques et thérapeutiques.

3.2.2 Questionnaire à destination des agents consultants ou « questionnaire soignant »

Le questionnaire utilisé vise à prendre connaissance de leurs ressenti vis-à-vis de leur formation psychiatrique et des représentations sur la maladie mentale *(Figures 13 et 14)*.

Chaque agent de santé local est inclus s'il a co-consulté avec les formateurs SMAO durant le séjour, et s'il a utilisé les fiches diagnostiques SMAO.

Les critères d'exclusion sont l'absence de participation à ces co-consultations, ou la non-utilisation de la fiche en tant qu'outil diagnostic.

Les soignants n'étaient pas contingentés à une seule modalité de réponse.

-Questionnaire patient-

INFORMATIONS GENERALES AVANT LA PRISE EN CHARGE PSYCHIATRIQUE

1er contact avec la psychiatrie :

☐ Oui

☐ Non

ATCD de Maltraitances:

☐ Chicottage et/ ou bastonnage
☐ Enchainement
☐ Abandon

Durée d'évolution du trouble avant le premier contact avec la psychiatrie :

☐ <1mois ☐ [3-5 ans]
☐ [1 mois -1an] ☐ [5-10 ans]
☐ [1-3 ans] ☐ > 10 ans

Méthodes de soins utilisées avant la prise en charge actuelle:

☐ Psychiatrie
☐ Tradithérapies
☐ Centres de prière
☐ Autre : ....

TRAITEMENT

Etes-vous d'accord avec la prescription du consultant :

☐ Oui ☐ Non

SI VOUS N'ETES PAS D'ACCORD AVEC LE TRAITEMENT PRESCRIT PAR LE CONSULTANT...

L'erreur porte sur :

☐ La classe de médicament choisi :
☐ Neuroleptique / Antidépresseur
☐ Autre :...
☐ La quantité de médicaments : ....

DEPUIS LA PRISE EN CHARGE PSYCHIATRIQUE (patients suivis)

Durée depuis le début de la PEC psychiatrie :

☐ <3mois
☐ [3-6mois] ☐ [1 – 3 ans]
☐ [6 mois– 1 an] ☐ > 3 ans

Fréquence moyenne du suivi :

☐ Tous les mois ou moins
☐ [1 à 3 mois]
☐ > tous les 3 mois

Le patient a subit des maltraitances depuis le début de sa prise en charge à cause de la maladie mentale :

☐ Oui
contexte :......................
☐ Non

Figure 11 *: Questionnaire de l'étude visant à évaluer lors des co-consultations les compétences cliniques diagnostiques et thérapeutiques des soignants de l'ONG SCL. Partie 1.*

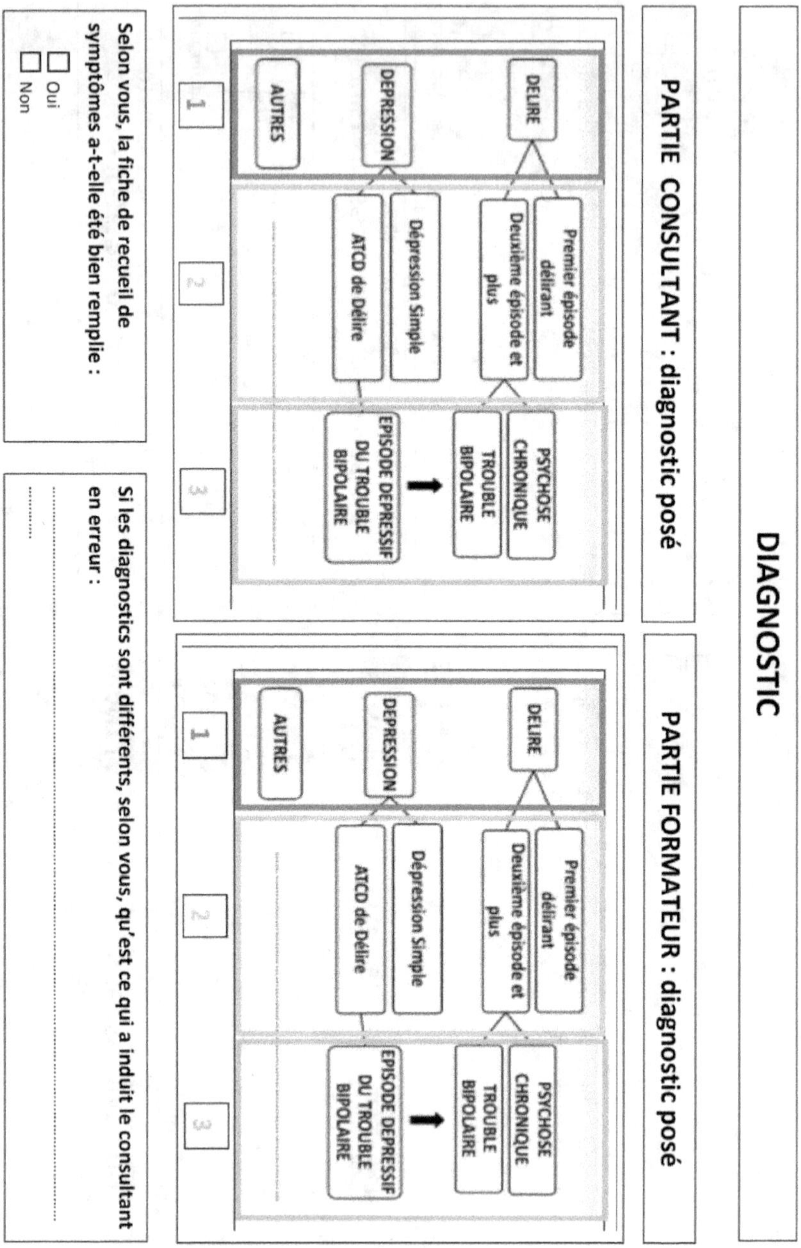

Figure 12 *: Questionnaire de l'étude visant à évaluer lors des co-consultations les compétences cliniques diagnostiques et thérapeutiques des soignants de l'ONG SCL. Partie 2.*

-Questionnaire consultant-

INFORMATIONS GENERALES

PROFESSION :

- ☐ Infirmier
- ☐ Autre : ....

LIEU D'EXERCICE

- ☐ Ville
- ☐ Campagne

TYPE DE CENTRE

- ☐ Centre relai
- ☐ Centre d'accueil
- ☐ Autres activités (hors psychiatrie): ....

DES PERSONNES VIENNENT VOUS CONSULTER POUR LA MALADIE MENTALE :

- ☐ Tous les jours
- ☐ Plusieurs fois par semaine
- ☐ 1 fois par semaine
- ☐ Moins d' 1 fois par semaine

POUR QUELLES RAISONS AVEZ-VOUS SOUHAITEZ AU DEBUT TRAVAILLER AUPRES DES MALADES MENTAUX ?

- ☐ Par obligation
- ☐ Par intérêt pour la profession
- ☐ Pour raison financière
- ☐ Le sort de ces personnes vous a touché personnellement
- ☐ Autre : ....

CE QUE VOUS PENSEZ DE LA MALADIE MENTALE...

AVANT LA FORMATION SMAO

Ils font peur O / N

Ils sont contagieux O / N

C'est un envoutement/mauvais sort ... O / N

C'est une maladie O / N

On peut les soigner O / N
Si oui, comment : ....

On peut les aider : O / N
Si oui, comment:..

Autre :..

APRES LA FORMATION SMAO

Ils font peur O / N

Ils sont contagieux O / N

C'est un envoutement/mauvais sort ... O / N

C'est une maladie O / N

On peut les soigner O / N
Si oui, comment : ....

On peut les aider : O / N
Si oui, comment:..

Autre :..

Figure 13 : *Questionnaire visant à récolter les informations sur les représentations des soignants sur la maladie mentale ainsi que sur leurs ressentis sur la formation qu'ils ont pu recevoir en psychiatrie. Partie 1.*

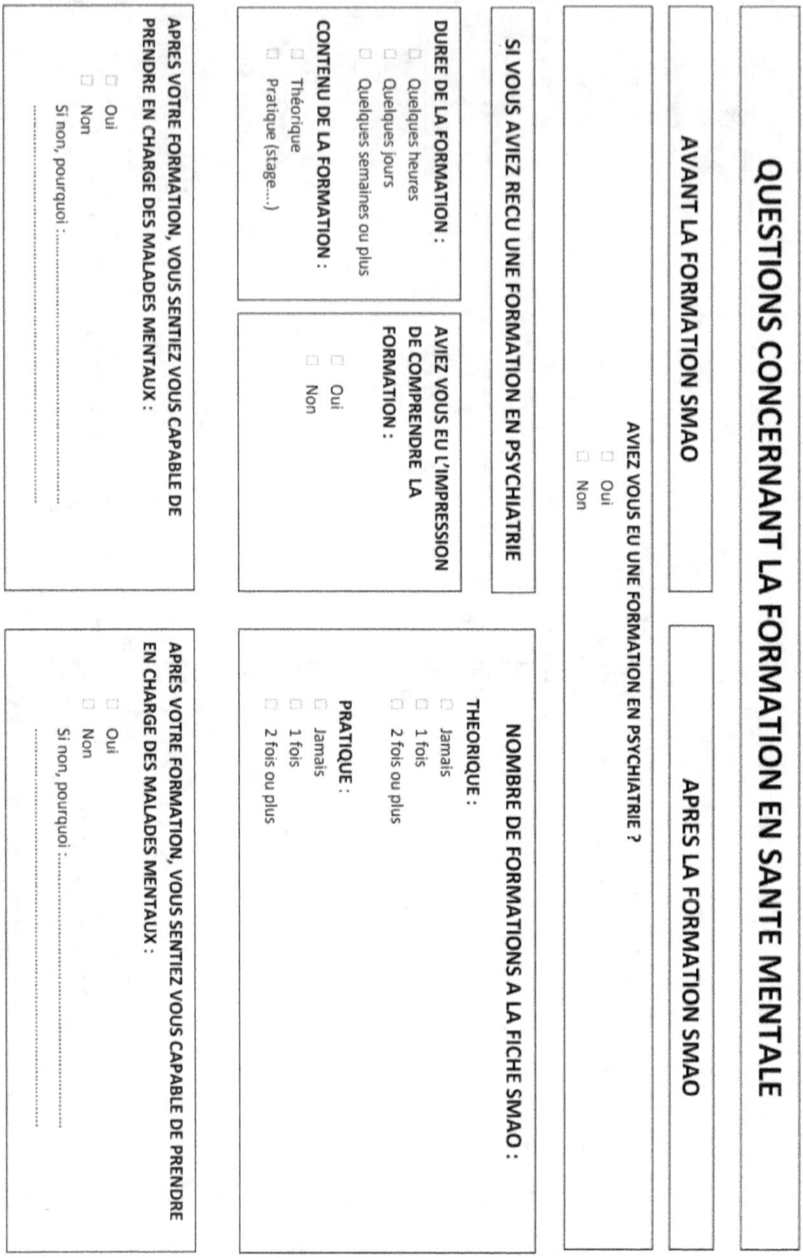

QUESTIONS CONCERNANT LA FORMATION EN SANTE MENTALE

AVANT LA FORMATION SMAO

AVIEZ VOUS EU UNE FORMATION EN PSYCHIATRIE ?
☐ Oui
☐ Non

SI VOUS AVIEZ RECU UNE FORMATION EN PSYCHIATRIE

DUREE DE LA FORMATION :
☐ Quelques heures
☐ Quelques jours
☐ Quelques semaines ou plus

CONTENU DE LA FORMATION :
☐ Théorique
☐ Pratique (stage....)

AVIEZ VOUS EU L'IMPRESSION DE COMPRENDRE LA FORMATION :
☐ Oui
☐ Non

APRES VOTRE FORMATION, VOUS SENTIEZ VOUS CAPABLE DE PRENDRE EN CHARGE DES MALADES MENTAUX :
☐ Oui
☐ Non
Si non, pourquoi : ....
....

APRES LA FORMATION SMAO

NOMBRE DE FORMATIONS A LA FICHE SMAO :

THEORIQUE :
☐ Jamais
☐ 1 fois
☐ 2 fois ou plus

PRATIQUE :
☐ Jamais
☐ 1 fois
☐ 2 fois ou plus

APRES VOTRE FORMATION, VOUS SENTIEZ VOUS CAPABLE DE PRENDRE EN CHARGE DES MALADES MENTAUX :
☐ Oui
☐ Non
Si non, pourquoi : ....
....

Figure 14 *: Questionnaire visant à récolter les informations sur les représentations des soignants sur la maladie mentale ainsi que sur leurs ressentis sur la formation qu'ils ont pu recevoir en psychiatrie.*

3.3 Analyse statistique

L'ensemble des données collectées sur le terrain, en format papier, ont été saisies au décours du voyage (fichier Excel®).

Le rapport d'analyse statistique a été réalisé avec l'aide du service du Département d'Information Médicale (DIM) du CHU de Montpellier. Le logiciel *SAS®*, *a* été utilisé afin de réaliser les analyses de données.

Concernant les résultats exposés dans l'étude :

- Les variables qualitatives seront présentées avec leurs effectifs et pourcentages associés.
- Les analyses univariées entre les différentes variables qualitatives seront représentées avec leurs effectifs et pourcentage de ligne associés.
- Les comparaisons des pourcentages obtenus entre les réponses apportées par les formateurs et celles des soignants de l'ONG seront représentées en termes de concordance brute.
- L'association entres variables qualitatives a été étudiée par les tests de chi2.

5 Résultats

Les résultats de l'enquête décrivent la population consultant au sein des centres de l'ONG SCL, ainsi que le transfert de compétences en psychiatrie réalisé auprès de ses agents de santé, via la fiche SMAO. Enfin, ils décrivent les représentations des agents au sujet de la maladie mentale, avant et après avoir reçu la formation simplifiée.

5.1 Questionnaire cherchant à évaluer la prise en charge des patients

5.1.1 Population de l'étude :

Parmi les 1173 patients qui ont été reçus en consultation pendant le séjour sur les divers centres *(Figure 15)*, 936 personnes n'ont pas été incluses dans l'étude. Parmi elles on retrouve essentiellement les enfants, les patients épileptiques, ou ceux présentant une pathologie addictive ou neurodégénérative. Certains malades avaient un suivi trop ancien pour que la fiche SMAO, qui n'a que quelques années, ne soit utilisée (dossiers non contributifs, peu renseignés, illisibles, ...).

Des données ont été récoltées à partir de 237 questionnaires remplis par les binômes agents de santé SCL – formateurs SMAO au cours des co-consultations. Sur ces 237 questionnaires, 3 ont dû être exclus, 1 étant rendu accidentellement illisible, et 2 questionnaires remplis étant très incomplets *(Figure 16)*.

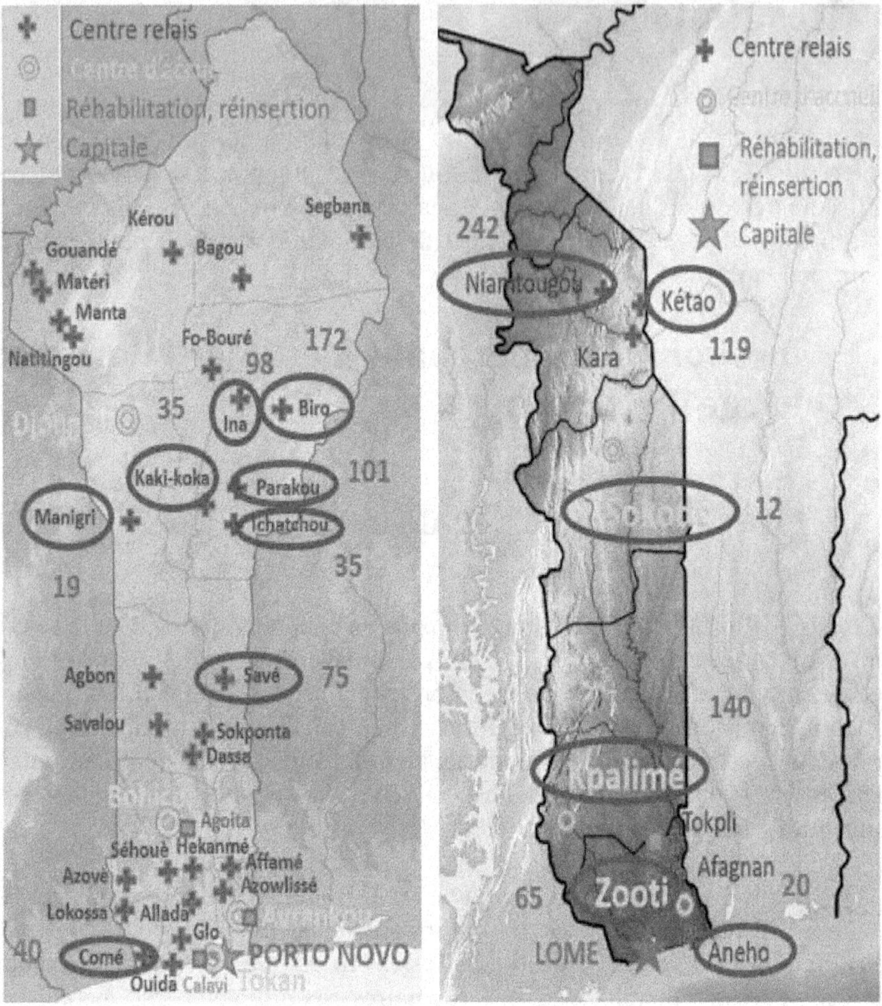

Figure 15 : *Cartographie des centres visités et le nombre de patients reçus lors du séjour de l'équipe de formation SMAO, du 20 Octobre au 3 Novembre 2018*

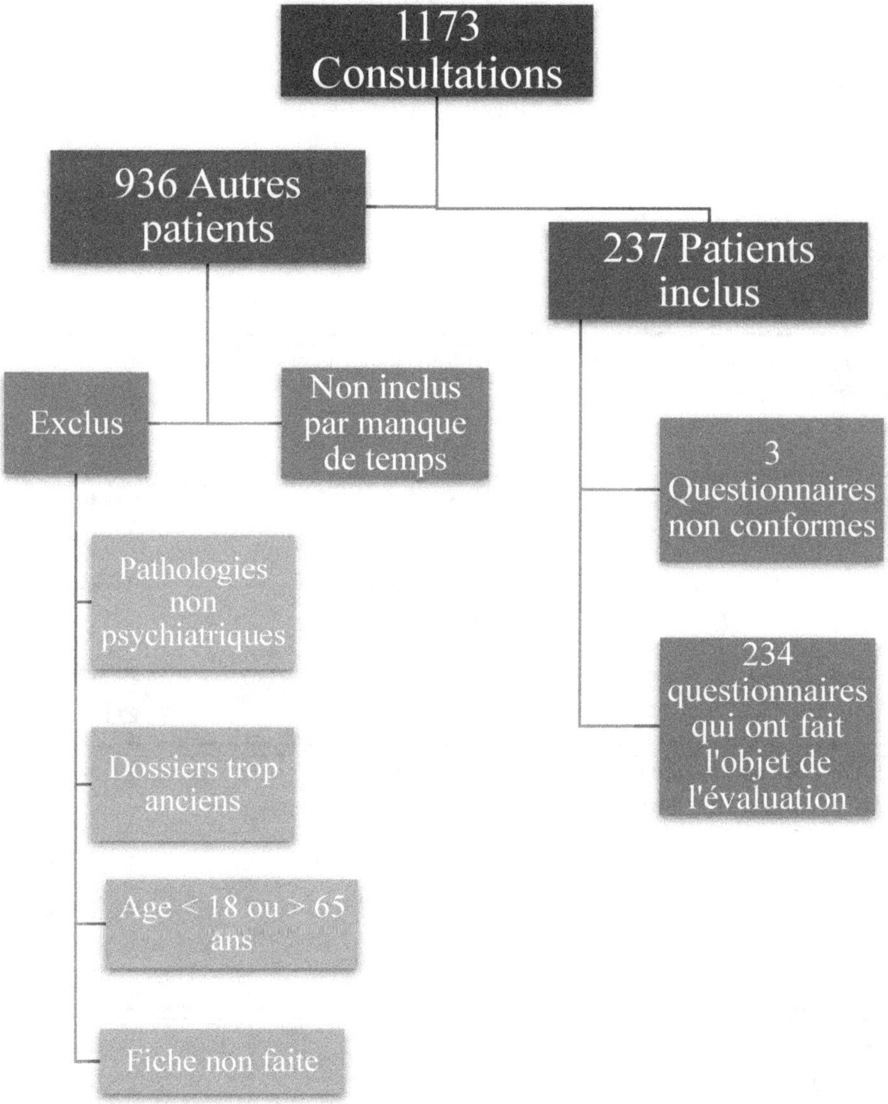

***Figure 16** : Diagramme de flux – « Sélection et devenirs des patients »*

5.1.2 Données épidémiologiques des patients consultant dans les centres SCL

Les données sont exposées dans le tableau 1.

Données épidémiologiques concernant les patients reçus lors de l'enquête			
Variable	**Modalité**		**N (%)**
Premier contact avec la psychiatrie	ONG SCL		191 (81,62)
	Psychiatrie		43 (18,38)
	Total		234 (100)
Autres types de prises en charges antérieurs à la SCL	Tradithérapie, indigénat		128 (54,7)
	Centre de prière		123 (52,6)
	Autre		3 (0,013)
Maltraitances rapportées	Non		94 (40,17)
	Oui	Coups	118 (50,43)
		Enchainement	96 (41,03)
		Abandon	9 (3,85)
		Total	140 (59,83)
	Total		234 (100)
Délai d'évolution de la maladie avant le début des soins	< 1 mois		9 (3,85)
	[1 mois – 1 ans]		49 (20,94)
	[1 an – 3 ans]		32 (13,68)
	[3 ans – 5 ans]		41 (17,52)
	[5 ans – 10 ans]		54 (23,08)
	>10 ans		49 (20,94)

Tableau 1 *: Récapitulatif des données épidémiologiques des patients reçus lors de l'enquête à la SCL*

5.1.2.1 Répartition géographique

La répartition des patients entre milieu urbain et rural est globalement homogène (respectivement 55,13% et 44,87%).

5.1.2.2 Parcours de soins

Concernant l'antériorité de contact avec un psychiatre, il est constaté que la majorité des patients consultants à l'ONG y rencontraient un psychiatre pour la première fois (191 patients parmi les 234 questionnaires analysés, soit 81,62%).

Pour ceux ayant déjà eu recours à des soins pour leur trouble psychiatrique, plus de la moitié avait déjà consulté en tradithérapie (54,7%) ou en centre de prière (52,6%). Seulement 43 patients (18,38%) avaient déjà consulté dans un autre service de psychiatrie pour leur trouble mental *(Tableau 1)*. Pour les 3 patients qui ont déclaré avoir eu recours à d'autres structures, il s'agissait de l'église pour 2 patients et d'un centre de soins pour le HIV pour le dernier.

5.1.2.3 Evolution des troubles sans traitement

Le délai médian entre le déclenchement de la maladie psychiatrique et l'entrée dans les soins psychiatriques se situe entre 3 et 5 ans. Peu de patients dès le début de leur trouble ont bénéficié de thérapeutiques (3,85% des patients déclarent que leur maladie a débuté il y a moins d'un mois). En revanche, plus de 20% des patients ont été malades plus de 10 ans avant le début d'une prise en charge psychiatrique.

5.1.2.4 Maltraitances rapportées :

Le taux de maltraitances antérieures à la prise en charge au sein de l'ONG relevé dans l'étude est important, puisque 140 patients consultés (59,83%) ont rapporté avoir subi des mauvais traitements : 118 d'entre eux déclarent avoir été violentés physiquement (coups de bâton, de fouet...), 96 déclarent avoir été attachés ou enchainés, et 9 ont été abandonnés par leur communauté. Beaucoup de ces patients ont déclaré avoir été l'objet de plusieurs types de maltraitances différentes.

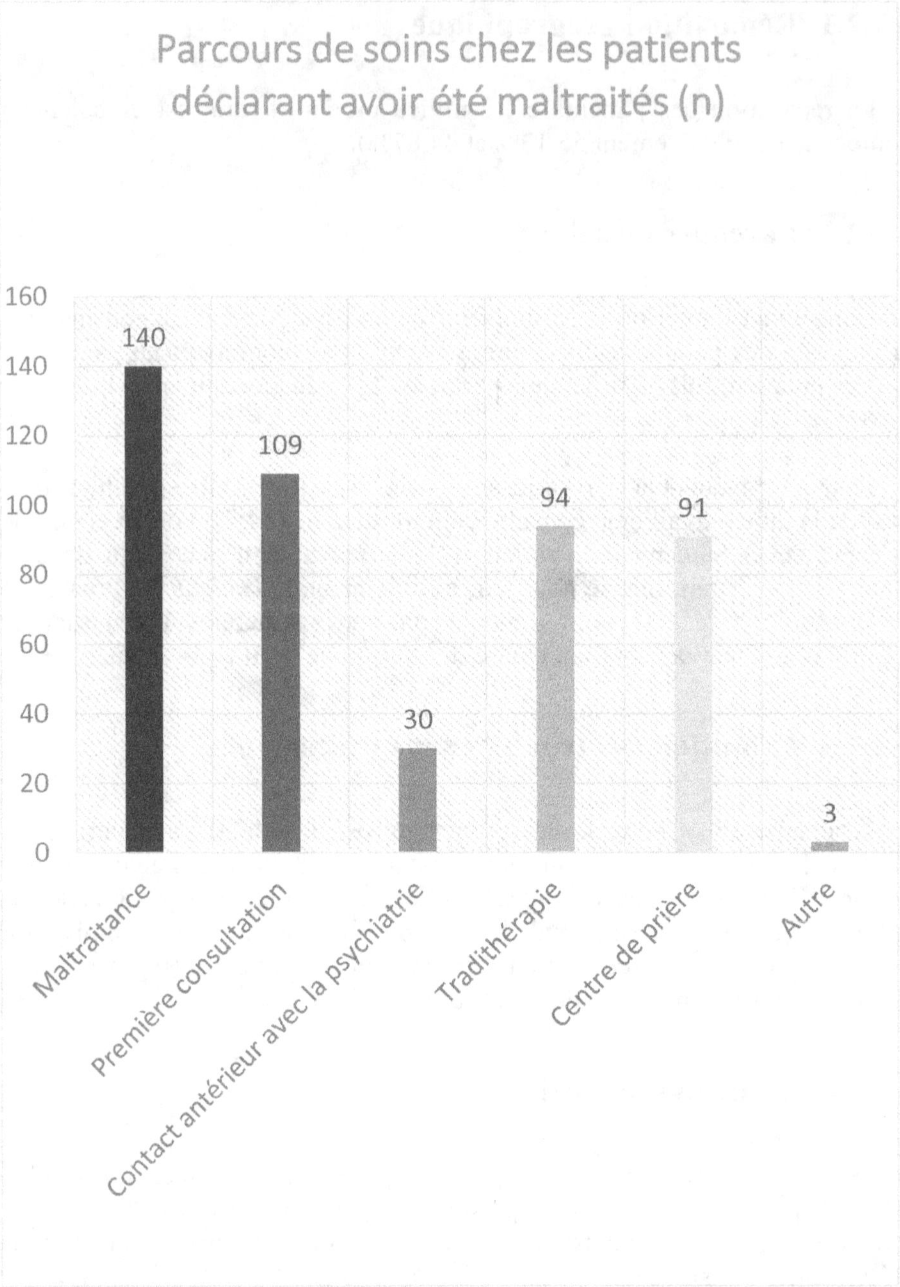

***Figure 17** : Parcours de soins antérieur à la consultation à l'ONG des patients déclarant avoir été maltraités (n)*

La plupart des personnes déclarant des maltraitances consultaient pour la première fois en psychiatrie pour leurs troubles mentaux (110 patients), ou bien avaient eu recours à des tradipraticiens ou aux centres de prières afin de chercher à traiter leurs troubles (respectivement 67,14% et 65%). Beaucoup avaient cumulé plusieurs types de prise en charge. Sur les 43 patients ayant déjà consulté un psychiatre, 30 avaient fait l'objet de mauvais traitements en raison de leur trouble mental *(Figure 17)*.

L'étude met en évidence un lien statistiquement significatif, entre le diagnostic de délire et les maltraitances rapportées, comparativement aux autres pathologies mentales. En effet, 135 (96,43%) des 140 patients ayant déclaré avoir subi des maltraitances avaient un diagnostic de « délire » (p=0,0004). Parmi eux, 10 présentaient un diagnostic de « 1er épisode délirant » soit 7,14% (p=0,0015). Concernant les patients ayant eu plusieurs épisodes délirants, dans le cadre d'une pathologie psychiatrique chronique, avec décompensations délirantes, 125 déclaraient avoir subi des maltraitances, soit 89,29% (p<0,0001).

Des valeurs moins importantes ont été retrouvées dans la population de patients souffrant d'une dépression, où seulement 2 sujets rapportaient des faits de maltraitances.

Concernant les patients suivis depuis au moins 1 mois à la SCL (N= 225 sur les 234 fiches SMAO remplies), on note une nette régression des maltraitances rapportées, ce taux avoisinant les 5%. Ces violences ont toutes eu lieu dans un contexte de rechute sur arrêt des traitements du patient.

5.1.2.5 Durée des suivis à l'ONG

37 patients inclus dans l'enquête (15,81%) étaient suivis depuis moins de 3 mois, dont 9 qui consultaient l'ONG pour la toute première fois lors de la réalisation de l'étude. 25 (10,68%) entre 3 et 6 mois, 59 (25,21%) entre 6 mois et 1 an, 87 (37,18%) entre 1 an et 3 ans, et 26 (11,11%) depuis plus de 3 ans.

Les suivis sont marqués par une certaine régularité, avec 210 (89,74%) patients suivis au moins une fois par mois à l'ONG. 1 seul était vu moins de tous les 3 mois (0,44%), les 23 autres (9,83%) étant reçus tous les 2 à 3 mois.

5.1.3 Concordance dans la démarche diagnostique après la formation SMAO

5.1.3.1 Par catégories de pathologies psychiatriques recherchées

Pour rappel, la figure 18 montre l'arbre décisionnel de la fiche SMAO, utilisé pour l'établissement des diagnostics des patients reçus en consultation. Pour les besoins de l'étude, le soignant formé pose en premier son hypothèse diagnostique, puis le formateur SMAO pose la sienne. Ces 2 résultats ont été comparés. Les diagnostics posés par les formateurs SMAO ont servi de référence.

5.1.3.1.1 1ère étape diagnostique :

L'accord diagnostic concernant la capacité à discriminer un délire d'une dépression et de 94,02%, les diagnostics posés par le formeur SMAO servant de référence *(Tableau 2)*. Les soignants de l'ONG ont retrouvé 206 fois le diagnostic de délire sur les 213 fois posées par le formateur SMAO (96,71%), et 13 fois le diagnostic de dépression sur les 17 fois posées par le formateur SMAO, soit 76,47%.

75% des diagnostics « autres » sont divergents, c 'est à dire qu'ils ne sont pas reconnus à l'identique entre le formateur et l'agent de santé locale.

5.1.3.1.2 2ème étape diagnostique :

L'accord diagnostic concernant la capacité à discriminer un premier d'un deuxième épisode délirant est de 90,14%, les diagnostics posés par le formeur SMAO servant de référence *(Tableau 3)*.

Les soignants de l'ONG ont retrouvé 39 fois le diagnostic de 1er épisode délirant sur les 30 posés par le formateur SMAO (86,67%), et 173 fois (90,71%) le diagnostic de 2ème épisode délirant sur les 183 posés par le formateur SMAO.

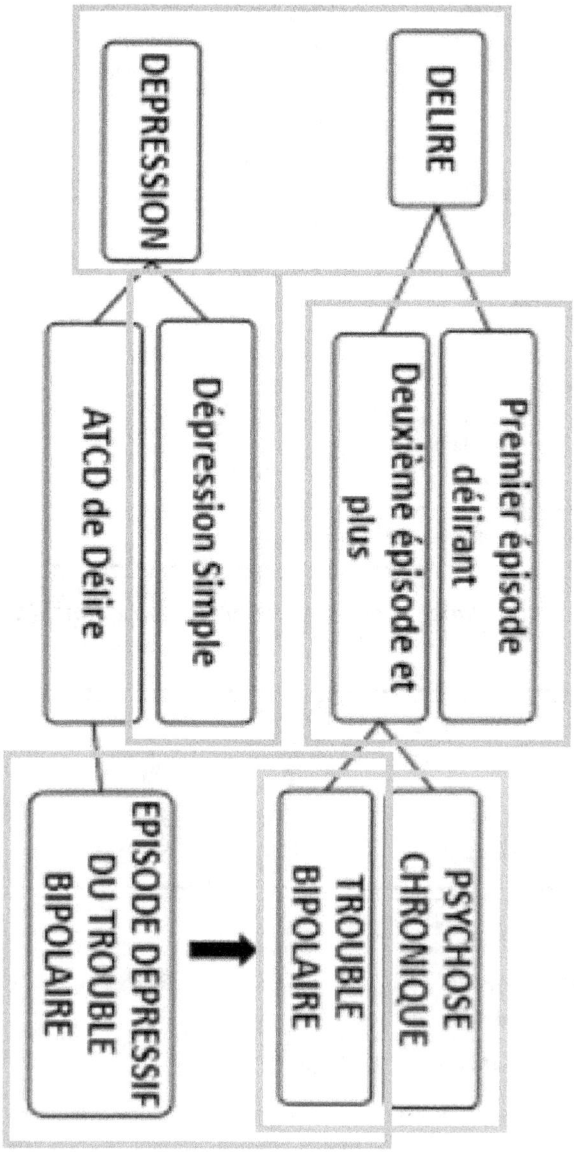

Figure 18 : Schématisation de la démarche décisionnelle et des diagnostics psychiatriques par étapes utilisés par l'ONG Saint Camille de Lellis

Entités diagnostiques		Diagnostic consultant SCL	Diagnostic formateur SMAO	Diagnostics strictement identiques par pathologies
		N (%)	N (%)	N (%)
1ere étape diagnostique	Délire	213 (91,03)	213 (91,03)	206 (96.71%)
	Dépression simple	16 (6.84)	17 (7,26)	13 (76.47)
	Autre	4 (1.71)	4 (1,71)	1 (25)
	Diagnostic final manquant	1 (0,004)	0 (0)	0 (0)
	Total	234 (100)	234 (100)	
Accord global 1ère étape diagnostique				**220 (94,02)**

Tableau 2 *: Concordance diagnostique brute entre consultants de l'ONG et formateurs SMAO concernant la 1ère étape diagnostique*

Entités diagnostiques		Diagnostic consultant SCL	Diagnostic formateur SMAO	Diagnostics strictement identiques par pathologies
		N (%)	N (%)	N (%)
2eme étape diagnostique	1er épisode délirant	39 (16,67)	30 (12,82)	26 (86,67)
	2ème épisode délirant	173 (73,93)	183 (78,21)	166 (90,71)
	Diagnostic final manquant	1 (0,004)	0 (0)	0 (0)
	Total	213	213	
Accord global 2ème étape diagnostique				**192 (90,14)**

Tableau 3 *: Concordance diagnostique brute entre consultants de l'ONG et formateurs SMAO concernant la 2ème étape diagnostique*

5.1.3.1.3 3ème étape diagnostique :

L'accord diagnostic concernant la capacité à discriminer une psychose chronique d'un trouble bipolaire est porté à 68,07%, c'est-à-dire que 70,34% des diagnostics de trouble bipolaire et 62,5% des diagnostics de psychoses chroniques posés par les soignants de l'ONG sont identiques à ceux posés par le formeur SMAO, qui servent de référence *(Tableau 4)*.

Les soignants de l'ONG ont retrouvé 90 fois le diagnostic de trouble bipolaire sur les 118 fois où il a été posé par le formateur SMAO, et 38 fois le diagnostic de psychose chronique sur les 48 posés par le formateur SMAO (soit respectivement 70,34% et 62,5% de diagnostics concordants).

5.1.3.1.4 4ème étape diagnostique :

L'accord diagnostic concernant la capacité à discriminer chez les patients identiquement diagnostiqués bipolaires un épisode actuel dépressif d'un épisode actuel non dépressif est de 67,80%. 71,43% des diagnostics de troubles bipolaires qui ne sont pas dans un épisode actuel dépressif sont identiques à ceux posés par le formateur SMAO.

En revanche, seuls 38,46% des troubles bipolaires présentant au moment de l'étude un épisode dépressif sont diagnostiqués de manière identique entre les soignants de l'ONG et les formateurs SMAO *(Tableau 5)*.

Les soignants de l'ONG ont retrouvé 83 fois le diagnostic de trouble bipolaire épisode actuel non dépressif sur les 105 fois posées par le formateur SMAO, et 7 fois le diagnostic de psychose chronique sur les 13 fois posées par le formateur SMAO (soit respectivement 71,43% et 38,46% de diagnostics concordants).

Entités diagnostiques		Diagnostic consultant SCL	Diagnostic formateur SMAO	Diagnostics strictement identiques par pathologies
		N (%)	N (%)	N (%)
3ème étape diagnostique	Trouble bipolaire	90 (38,46)	118 (50,43)	83 (70,34)
	Psychose chronique / Schizophrénie	38 (16,24)	48 (20,51)	30 (62,5)
	Total	128	166	
Accord global 3eme étape diagnostique				**113 (68,07)**

Tableau 4 *: Concordance diagnostique brute entre consultants de l'ONG et formateurs SMAO concernant la 3ème étape*

Entités diagnostiques		Diagnostic consultant SCL	Diagnostic formateur SMAO	Diagnostics strictement identiques par pathologies
		N (%)	N (%)	N (%)
4ème étape diagnostique	Trouble bipolaire, épisode non dépressif	83 (35,47)	105 (44,87)	75 (71,43)
	Episode dépressif du trouble bipolaire	7 (2,99)	13 (5,56)	5 (38,46)
	Total	90	118	
Accord global 4ème étape diagnostique				**80 (67,80)**

Tableau 5 *: Concordance diagnostique brut entre consultants de l'ONG et formateurs SMAO concernant la 4ème étape diagnostique*

5.1.3.2 Divergences diagnostiques

Concernant les entités diagnostiques retrouvées par les agents de santé mentale de la Saint Camille de Lellis et les formateurs de la SMAO, on retrouve comme principaux types de divergences suivants :

5.1.3.2.1 Entre délire et dépression

On retrouve 3 fois le diagnostic de « Dépression simple » posé par les consultants de la SCLpour des patients diagnostiqués délirants par les formateurs SMAO. A l'inverse, on retrouve 4 fois le diagnostic de « dépression simple » posé par les formateurs qui n'a pas été retenu par les consultants de la SCL.

Enfin, on retrouve 7 fois le diagnostic de « délire » posé par les consultants de la SCL qui n'a pas été diagnostiqué par les formateurs, qui ont quant à eux posé le diagnostic « autre ».

5.1.3.2.2 Nombre d'épisodes et situation du patient entre les rechutes

Il est retrouvé 12 divergences diagnostiques entre « 1er épisode délirant » et « 2ème épisode délirant ou plus », en raison d'une mauvaise recherche du nombre d'épisodes délirants lors de l'interrogatoire du patient et du recueil des symptômes sur la fiche SMAO.

Par ailleurs, on constate que 33 patients avaient eu un diagnostic de « 2ème épisode délirant ou plus » par les agents de santé mentale de la SCL, sans que le diagnostic final de trouble bipolaire ou de psychose chronique n'ait été posé.

Enfin, le diagnostic de « trouble bipolaire » a été inversé à 4 reprises avec le diagnostic de « trouble psychotique chronique », et inversement à 4 reprises également. Ces erreurs sont liées à une mauvaise exploration des symptômes présentés par les patients entre les rechutes de leur maladie, par le consultant SCL, lors de l'interrogatoire du patient et du recueil des symptômes sur la fiche SMAO.

5.1.3.2.3 Exploration de la note thymique du patient diagnostiqué bipolaire

L'épisode dépressif du trouble bipolaire présenté par le patient au moment de l'entretien n'a pas été repéré par les soignants de la SCL par rapport aux formateurs SMAO pour 8 patients. Il a été diagnostiqué par les consultants sans être retrouvé par l'examinateur SMAO dans 2 cas.

5.1.3.2.4 Autres

Les 7 erreurs portant sur le diagnostic « autres » concernaient des cas difficiles, pour des patients présentant par exemple des pathologies psychiatriques secondaires à des troubles neurologiques, etc….

5.1.4 Concordance dans les thérapeutiques prescrites

Il a été répertorié au cours de l'enquête les prescriptions réalisées par les agents de santé de l'ONG pour les patients inclus, et ces données ont été comparées aux prescriptions qu'aurait fait le psychiatre formateur.

La « concordance brute thérapeutique » signifie que les prescriptions sont intégralement identiques entre le soignant SCL et le formateur, c'est-à-dire en termes de molécules utilisées, de posologie, et de répartition journalière. Ces prescriptions concernent les molécules faisant partie du guide diagnostic et thérapeutique utilisé par l'ONG présentées précédemment, et dont l'utilisation a été protocolisée.

5.1.4.1 Prescriptions identiques entre le formateur SMAO et le soignant de l'ONG

5.1.4.1.1 Concordance dans les prescriptions médicamenteuses

On retrouve un total de 189 (80,77%) prescriptions médicamenteuses strictement identiques entre les soignants de l'ONG et les psychiatres formateurs, sur les 234 fiches SMAO complétées.
Il n'y a pas de différence significative entre les modalités thérapeutiques entreprises et le type de centres (p= 0,0947), les ATCD de maltraitance (p=0,5332) *(Tableau 6)*.

Le taux de divergence thérapeutique est faible (inférieur à 20%), tous types de différences confondues (posologies, répartition dans la journée, type de molécules…).

Parmi ces prescriptions identiques, 140 (74,07%) patients ont également un diagnostic posé strictement identique entre le formateur SMAO et l'agent de soin de l'ONG. 49 (25,96%) patients traités identiquement ont un diagnostic qui n'est pas strictement identique *(Tableau 7)*.

Il est retrouvé une divergence entre les prescriptions des formateurs et des soignants de l'ONG dans 10,26% des cas. Cette différence de prescription est de 8,97% lorsque ces derniers n'ont pas traité de la même manière malgré un bon diagnostic.

5.1.4.1.2 Concordance thérapeutique dans les situations de divergence diagnostique

Pour les fiches qui présentent une prescription strictement identique entre le soignant SCL et le formateur SMAO (N=189), on retrouve :

- 5 divergences lorsque la différence diagnostique se situe au niveau de la 1ère étape de l'arbre décisionnel.
- 37 lorsque la divergence diagnostique se situe au niveau de la 2ème étape de l'arbre décisionnel, sans approfondir la recherche des ATCD de délire de la personne. 30 de ces situations sur 37 sont retrouvées lorsque le soignant s'arrête à l'étape « 2ème épisode délirant ou plus ».
- 5 lorsque la différence diagnostique se situe au niveau de la 3ème étape de l'arbre décisionnel (choix entre le diagnostic de bipolarité et de psychose chronique).
- 2 lorsque l'épisode dépressif du trouble bipolaire n'a pas été repéré chez les patients bipolaires.

Variable	Modalités	N	Différences de traitements N(%)			p (Chi2)
			Autre	NLP/ AD	Non	
Ville ou Campagne	Campagne	105	13 (12.38)	7 (6.67)	85 (80.95)	0.6083
	Ville	129	15 (11.63)	5 (3.88)	109 (84.50)	
Type de centre	Centre Relais	175	22 (12.57)	12 (6.86)	141 (80.57)	0.0947
	Centre d'accueil	59	6 (10.17)	0 (0.00)	53 (89.83)	
Antécédent de maltraitance	Non	94	9 (9.57)	6 (6.38)	79 (84.04)	0.5332
	Oui	140	19 (13.57)	6 (4.29)	115 (82.14)	

Tableau 6 *: Variables qualitatives en fonction des modalités de traitement*

	Traitement identique N (%)	Divergence thérapeutique N (%)	Total N (%)
Diagnostic identique	140 (59.83)	21 (8,97)	161 (68.80)
Divergence diagnostic	49 (20.94)	24 (10,26)	73 (31.20)
Total	189 (80,77)	45 (19,23)	234 (100)

Tableau 7 *: Convergences et divergences diagnostiques et thérapeutiques entre les agents de santé mentale de la SCL et les formateurs SMAO*

5.1.4.2 Divergences thérapeutiques

Concernant les principales divergences de traitement retrouvées (N = 45 des 234 fiches SMAO complétées), on observe des différences :

- De classes médicamenteuses concernant le traitement de fond (entre neuroleptiques et antidépresseurs) pour 12 prescriptions (26,67% des erreurs thérapeutiques).
- De posologie (en excès ou en insuffisance) pour 15 prescriptions (33,33% des erreurs thérapeutiques).

Pour les autres différences de traitement répertoriées, la plus notable est la présence de carbamazépine, qui est retrouvée sur 13 prescriptions faites par les soignants SCL, alors qu'elle est absente des prescriptions du formateur.

Parmi les 21 personnes avec un diagnostic identique mais avec des différences de prescription, on retrouve 8 « troubles bipolaires », 6 « psychoses chroniques », 5 « 1er épisode délirant », 1 « dépression simple » et 1 « 2ème épisode délirant ou plus ».

Pour les 24 fiches avec à la fois une différence de diagnostic posé, et de thérapeutique prescrite, on retrouve :

- 4 différences diagnostiques entre la dépression et le délire.
- 7 où les soignants SCL ont diagnostiqué un 1er épisode délirant contrairement au formateur.
- 6 où la démarche diagnostique a été stoppée au 2ème épisode délirant.
- 3 divergences entre les diagnostic de « trouble bipolaire » et d'« épisodes dépressifs du trouble bipolaire ».
- 3 différences diagnostiques entre bipolarité et trouble psychotique chronique.
- 1 fiche sur laquelle le soignant SCL n'avait pas du tout posé de diagnostic.

5.1.4.3 La fiche comme outil diagnostic et thérapeutique simple d'utilisation

La fiche SMAO est correctement remplie par les soignants SCL dans 192 dossiers sur 234 (82,05%). Un « mauvais remplissage » correspond à une fiche où :

- L'ensemble des symptômes à recueillir ne l'ont pas été.
- Il n'y a pas de mot d'observation clinique à chaque renouvellement de traitement pour les patients suivis.

5.2 Questionnaire soignant

5.2.1 Données sociodémographiques

5.2.1.1 Personnel interrogé

Sur les 17 soignants ayant co-consulté avec les formateurs SMAO pendant le séjour, 14 ont pu être interrogés à la fin des journées de travail. Les 3 soignants qui n'ont pas répondu au questionnaire étaient indisponibles à la fin de la journée de travail.

Les soignants interrogés font tous partie de l'ONG Saint Camille de Lellis. Il y a 12 infirmiers et 2 membres du personnel présentant un niveau d'étude inférieur à celui d'infirmier (niveau aide-soignant). 9 d'entre eux exercent en ville et 5 en campagne. 11 agents de santé sont déployés sur des centres relais et 3 sur des centres d'accueil.

5.2.1.2 Organisation des soins psychiatriques sur les centres

Concernant la fréquence des consultations pour un motif psychiatrique, 6 (42,86%) déclarent en recevoir tous les jours, 7 (50%) plusieurs fois par semaine, 1 (7,14%) moins d'une fois par semaine.

5.2.2 Représentations de la psychiatrie avant la formation SMAO

5.2.2.1 Motivations initiales ayant amené à travailler auprès des malades mentaux :

Concernant la ou les motivations ayant initialement amené les 14 soignants à travailler auprès des malades mentaux, 7 déclarent que cela leur a été imposé, 5 disent avoir eu un intérêt pour cette profession. 10 déclarent avoir été touchés par le sort des malades mentaux, et 6 ont d'autres raisons.

Parmi ces derniers, 3 ont décidé de s'occuper des patients psychiatriques à la demande des villageois, qui ont exprimé le souhait qu'une action soit faite pour « les fous ».

5.2.2.2 Formation psychiatrique reçue antérieure à celle de la SMAO :

9 agents déclarent ne pas avoir eu de formation en santé mentale avant celle reçue par la SMAO. Parmi les 5 qui rapportent en avoir eu une (théorique et/ou pratique), la durée de ladite formation avait été de quelques heures pour 1 d'entre eux, de quelques jours pour 1 autre, et de plusieurs semaines pour 3 soignants.

Sur ces 5 soignants, 1 seul déclare avoir compris le contenu de la formation psychiatrique reçue, et aucun ne se sentait capable de prendre en charge les malades mentaux, en amont de la formation SMAO.

5.2.2.3 Représentations de la maladie mentale antérieure à la formation SMAO :

Sur les 14 personnes interrogées :
- 10 agents ont déclaré avoir peur des malades.
- 5 pensaient que c'était une maladie contagieuse.
- 11 pensaient que la maladie pouvait être liée à un envoûtement ou un mauvais sort.
- 2 pensaient qu'il valait mieux mourir que d'avoir la maladie mentale.

Concernant les autres représentations :
- 12 pensaient que la cause pouvait être liée à une maladie.
- 3 pensaient qu'on pouvait soigner la maladie mentale, dont :
    - 1 avec des prédications et la tradithérapie.
    - 1 avec des médicaments.
    - 1 en les accompagnant.
- 10 pensaient qu'on pouvait aider les personnes atteintes de troubles psychiatriques, dont :
    - 5 par de la nourriture et des vêtements.
    - 2 en les accompagnant.
    - 2 en les amenant à l'hôpital.

5.2.3 Impact de la formation SMAO sur les soignants

5.2.3.1 Formation SMAO reçue par les soignants

Concernant le nombre de sessions de formation théorique SMAO reçues par les soignants de l'ONG SCL avant l'enquête :
- 2 ne l'ont jamais eue.
- 8 (57,14%) ont participé à 1 seule session.
- 4 ont bénéficié de plus de 2 sessions.

Concernant le nombre de sessions de formations pratiques SMAO reçues par les soignants de l'ONG SCL avant l'enquête :
- 3 ne l'avaient jamais eue.
- 2 ont participé à 1 seule session.
- 9 (64,29%) ont participé à au moins 2 sessions.

5.2.3.2 Représentations de la maladie mentale au décours de la formation SMAO

Les représentations vis-à-vis de la pathologie mentale, exprimées par les soignants interrogés, ont évolué au décours de la formation *(Tableau 8)* :
- Aucun des soignants interrogés ne déclare, après avoir participé à la formation SMAO, avoir peur des malades mentaux.
- Aucun des soignants ne pense qu'il s'agit d'une maladie contagieuse.
- Aucun des soignants ne pense qu'elle est causée par un envoûtement.

De même, au décours de la formation, tous pensent :
- Qu'il s'agit d'une maladie.
- Que l'on peut la soigner avec des médicaments.
- Que l'on peut aider les malades mentaux (en les conseillant, les écoutant, les réinsérant, les accompagnant).

Enfin, 13 soignants sur 14 (92,86%) se sentent capables, après la formation SMAO, de prendre en charge les malades mentaux. Le soignant qui ne s'en sentait pas capable n'avait pas encore reçu sa formation théorique, et il s'agissait de sa première formation pratique.

Représentations de la maladie mentale par les soignants de la SCL				
	Avant la formation SMAO		**Après la formation SMAO**	
Nombre de soignants concernés	**N**	**%**	**N**	**%**
Peur des malades mentaux	10	71.43	0	0
Contagiosité de la maladie mentale	5	35,71	0	0
Causalité mystique (envoutement, sort…)	11	78.57	0	0
Causalité pouvant être en lien avec une maladie	12	85.71	14	100
La maladie mentale peut se soigner	3	21.43	14	100
On peut aider les malades mentaux	10	78.57	14	100
Sentiment de capacité de prise en charge des malades mentaux	0	0	13	92.86

Tableau 8 : Représentations de la maladie mentale par les soignants de la SCL

6 Discussion

6.1 Etat des lieux de la situation sanitaire en psychiatrie

6.1.1 Données portant sur la population de patients

6.1.1.1 Représentativité des données

6.1.1.1.1 Une étude multicentrique touchant différents groupes socioéconomiques et culturels

Cette étude multicentrique permet un recueil de données au sein d'un large panel de populations très différentes. Les patients ont été inclus aussi bien dans les pôles urbains que ruraux, sur une vaste étendue du territoire béninois et togolais.

Les personnes qui ont consulté pour la maladie mentale pendant la durée de l'enquête proviennent d'horizons très variés. Des consultants de tout mode de vie sont représentés dans cette étude. Comme l'avait démontré C. Bergot dans sa thèse de 2016 portant sur les patients de l'ONG, tous les types de professions, de milieux socio-économiques, de cultures, de religions et de nationalités sont représentés (certains patients viennent des pays frontaliers afin de se procurer des soins psychiatriques).

De nombreux patients n'ont pas été inclus dans l'étude alors qu'ils correspondaient aux critères d'inclusion. Du fait d'un nombre limité de formateurs et de soignants et des nombreuses demandes de consultation (parfois plus de 200 par centres), la fonction d'enseignement et de co-consultation devait être privilégiée au temps consacré à la réalisation de l'étude.

6.1.1.1.2 Une population cible qui diffère de celle retrouvée dans la majorité des études

La population de l'étude est également constituée de patients consultants et de patients hospitalisés sur des lieux d'hospitalisation et de consultation.

Les rares données de la littérature traitant des caractéristiques socio-démographiques des patients béninois et togolais portent essentiellement sur les personnes ayant recours aux hospitalisations dans les services de psychiatrie publique. Elles suggèrent une prévalence de citadins dans la population psychiatrique (Nubukpo et al., 2005). Ces données semblent cependant restreintes aux pôles urbains, et aux patients les plus riches pouvant financer ce type de soins.

6.1.1.2 Données portant sur la répartition des troubles mentaux

6.1.1.2.1 Surreprésentation des pathologies délirantes

L'étude retrouve une très forte proportion des patients présentant une pathologie délirante, soit plus des $9/10^{ème}$ de la population de malades consultants. De plus, de nombreux patients souffrent d'un trouble d'évolution chronique, pour exemple, les troubles psychotiques chroniques représentant près d'1/4 de la population de l'étude, contre des données internationales variant aux alentours de 1 à 2%.

Ces données peuvent s'expliquer par une entrée dans les soins psychiatriques qui se fait essentiellement dans les situations « de crise », où le fonctionnement et l'intégrité du patient et de sa communauté sont menacés du fait des troubles du comportement.

En raison des difficultés d'accès aux soins, il est probable que les personnes ayant des troubles moins bruyants ou moins envahissants ne consultent pas, que ce soit pour des raisons économiques ou pour éviter la stigmatisation.

Plus d'un patient sur 8 présentait un premier épisode délirant, suggérant la tendance de la population à se saisir de l'offre de soins dès le début des troubles devant ce type de symptômes psychiatrique.

6.1.1.2.2 Sous-représentation des épisodes dépressifs

On note une proportion de troubles anxiodépressifs très largement inférieure à celle observée dans les pays occidentaux, dans les centres de la psychiatrie publique (50% selon l'OMS). Ces résultats se rapprochent en revanche de ceux obtenus dans l'étude précédente menée dans la population béninoise fréquentant la Saint Camille (8% dans la thèse de C. Bergot, 2016).

Cette faible représentativité des dépressions chez les consultants pourrait s'expliquer par la symptomatologie moins bruyante de la dépression vis à vis des autres pathologies psychiatriques sévères traitées à l'ONG. Cette pathologie ne présente que très rarement des troubles du comportement menaçants pour les autres (agressivité, agitation, ...). De plus, le fonctionnement des personnes non traitées atteintes de dépression persiste globalement, comparativement à celui d'un patient schizophrène sans traitement par exemple. Les patients et les familles pourraient ainsi être moins enclines à demander des soins dans des affections moins externalisées, qui représentent, malgré les efforts de l'ONG, un investissement financier.

6.1.1.2.3 Une estimation contrastée de la sévérité des troubles mentaux

Bon nombre de patients exclus l'étaient car leur dossier était trop ancien, sélectionnant ainsi des demandeurs de consultation moins anciens, potentiellement d'entrée plus récente dans la maladie mentale.

Il est ainsi probable que les patients inclus au sein de l'ONG SCL présentent moins de facteurs de sévérité que les plus anciens. En centre d'accueil, beaucoup de patients anciens dans l'établissement y ont été abandonnés par leurs familles, certains venant de la rue ne sont plus en capacité de retrouver leurs proches...

A contrario, au vu des difficultés dont peuvent faire l'objet une consultation dans les soins psychiatriques (investissement financier au long court dans des populations fonctionnant sur une économie parfois subsidiaire, stigmatisation, méconnaissance de l'offre de soin...), il est probable que seuls les patients ayant des troubles avec un retentissement des symptômes au quotidien ne soient emmenés à la consultation, les autres ne consultant probablement pas.

6.1.1.2.4 Pronostic et retard de prise en charge

L'idée généralement admise par la communauté internationale est que le pronostic d'une maladie mentale est d'autant plus défavorable qu'elle évolue sur une longue période. De même, il est parfois rapporté que la pathologie psychiatrique en Afrique serait d'évolution subaiguë, et/ou de meilleur pronostic que les mêmes troubles dans les pays développés (Jablenski, 1992). D'autres auteurs remettent en question l'hypothèse du meilleur pronostic de la maladie mentale dans les pays à revenus faible ou intermédiaires (Patel et al., 2006) (Cohen et al., 2008) (Gureje and Cohen, 2011).

La précocité de mise en place d'un traitement semble être un facteur de meilleur pronostic dans la prise en charge des pathologies psychiatriques. Une revue de la littérature montre également que le retard de traitement est associé à une moindre réponse thérapeutique et un plus faible niveau de rémission fonctionnelle dans les pays à revenus faibles et intermédiaires (Farooq et al., 2009). Un délai prolongé avant une initiation thérapeutique entraîne ainsi une aggravation de la pathologie psychiatrique.

L'étude met en avant des délais d'évolution des troubles sans traitement importants, avant toute prise en charge. La médiane de retard de prise en charge de notre étude se trouve entre 36 et 50 mois, dont plus de 20% sans prise en charge depuis plus de 10 ans. Ces données correspondent à celles retrouvées dans l'étude de C. Bergot en 2016, menée sur la population consultant à l'ONG. Ces importants délais peuvent ainsi contribuer à l'aggravation des troubles des personnes incluses.

6.1.1.2.5 D'autres pathologies prioritaires en termes de santé publique à prendre en compte

Le choix de limiter les inclusions de l'étude aux adultes a été fait afin d'évaluer de manière plus précise la réalisation des objectifs fixés vis-à-vis de la formation en psychiatrie. Ainsi, l'étude ne retranscrit pas le nombre de patients suivis pour d'autres troubles en lien avec la santé mentale au sein de l'ONG.

Plusieurs problématiques sanitaires neuropsychiatriques non traitées dans cette étude font actuellement l'objet d'une demande en soins importante à l'ONG SCL :

- L'épilepsie, qui touchait selon l'étude épidémiologique sur l'ONG près de 32% des consultants (C. Bergot. 2016). Ces données vont dans le sens de l'OMS qui évoque une prévalence plus forte de l'épilepsie dans les pays à faible revenu que dans les pays à revenu élevé. Cette affection figure d'ailleurs parmi les pathologies prioritaires en termes de santé publique (OMS. 2001).

- Beaucoup d'enfants consultent l'ONG pour cause d'épilepsie, de troubles du neurodéveloppement, d'infirmité, de syndromes polymalformatifs... Il n'existe que peu de perspectives d'aides à disposition de ces jeunes malades (manque de structures d'accueil pour ces enfants, absence d'aide aux parents, coût des soins trop important...). Ces enfants, nombreux à consulter, sont régulièrement l'objet de rejet de la part des familles ainsi que des diverses institutions (écoles, ...).

- De nombreux consultants sollicitent l'ONG pour une problématique d'addiction, comme par exemple la maladie d'alcool, qui fait par ailleurs partie des pathologies prioritaires en termes de santé publique (OMS, 2001). Concernant les autres addictions, on semble observer une majoration des consommations chez les adolescents et jeune adultes d'autres toxiques (Tramadol, cannabis, ...), notamment dans les milieux précaires.

6.1.2 Caractéristiques des agents de santé locaux

6.1.2.1 Données portant sur la population des soignants de l'ONG

6.1.2.1.1 Des agents de soins généraux en première ligne

Les infirmiers interrogés étaient d'âge et de nationalité différents (Bengladesh, Bénin, Burkina Fasso, Brésil, Togo, Cote d'ivoire...). Ils avaient fait leurs études dans des pays différents. Aucun d'entre eux n'avait eu par le passé de « spécialisation » en psychiatrie avant d'exercer auprès des malades mentaux.

Le nombre de soignants participant à l'étude est trop faible pour en extrapoler des résultats significatifs. L'étude permet cependant de suggérer l'état des lieux des représentations de la psychiatrie et de l'enseignement de la psychiatrie par-delà nos frontières et de formuler des hypothèses de possibilités d'actions.

L'intégralité des soignants interrogés font partie de l'ONG SCL pour laquelle ils sont salariés. Ils y ont également un engagement souvent d'ordre personnel et religieux. Ils sont fréquemment exposés à des conditions de travail plus difficiles que les autres infirmiers d'état. Ils sont souvent moins payés pour un travail quantitativement supérieur. Ils exercent souvent d'autres activités en parallèle des soins de santé mentale, la majorité cumulant plusieurs compétences (soins somatiques, école, orphelinat, hôtellerie, offices religieux, activités d'obstétrique…). Ces éléments ont pu influencer certaines réponses au questionnaire les concernant, reflétant leur grande capacité d'empathie et de dévouement auprès des malades mentaux.

6.1.2.1.2 Une organisation de soins sur un mode communautaire

L'ONG SCL ne possède pas de psychiatre de formation. L'ensemble de son personnel est membre du paramédical. Au Bénin et au Togo, les infirmiers sont des piliers stratégiques de la délivrance des soins de santé primaire. Ils ont le droit de prescription, et sont en nombre bien plus important que les médecins. Ils peuvent ainsi constituer plus aisément un maillage territorial pour la promotion des réseaux de soins.

Au sein de l'ONG, ce sont eux qui assurent les consultations, l'établissement de diagnostics, la prescription de médicaments, le suivi et l'adaptation thérapeutique. Ils suivent également les patients accueillis à temps complet dans les centres. Les infirmiers sont secondés dans leurs tâches par un personnel de niveau aide-soignant, aidant au fonctionnement des centres Saint-Camille. Ils assurent souvent la dispensation des traitements et les injections de traitements aux patients.

Certains malades stabilisés s'engagent au décours des soins dans la vie de l'ONG, participant aux tâches quotidiennes. Ils tiennent différents postes en fonction de leurs compétences : cuisine, traduction, entretien des locaux, administration, prestataires de soins… Certains ont également développé au sein de l'ONG l'activité qu'ils occupaient avant leur maladie.

6.1.2.2 Une formation initiale insuffisante

6.1.2.2.1 Faiblesse de la formation initiale

Seule une minorité de soignants (5 sur 14) a déclaré avoir reçu une formation portant sur la psychiatrie dans son cursus. Ce constat suggère un faible investissement dans le domaine de la santé mentale au sein même de l'enseignement des professionnels de santé, mais également une faible transmission des connaissances et du savoir-faire psychiatrique lorsque ladite formation existe. Cette dernière hypothèse est soulignée par le fait qu'un seul soignant avait, au décours de sa formation initiale en psychiatrie, eu le sentiment d'en avoir compris le contenu, et qu'aucun n'avait le sentiment d'être capable de l'appliquer au terrain.

Bien que les ¾ des soignants de l'étude étaient touchés par le sort des malades mentaux, pour la moitié d'entre eux l'initiative de débuter des soins auprès de cette population avait été imposée. Outre la peur des malades, les soignants doivent faire face à un fort sentiment d'impuissance vis-à-vis de la maladie mentale. Celle-ci semble être liée aux croyances, à l'absence de traitements administrables et au manque d'expérience de stabilisation ou de curabilité des pathologies psychiatriques. Dans un tel contexte, il semble difficile de recruter du personnel soignant prêt à recevoir des patients psychiatriques pour assurer les prises en charge des malades en l'absence de solutions concrètes et d'une déstigmatisation.

Ces éléments rapportés sont à prendre avec prudence étant donné le faible nombre de soignants interrogés, mais orientent toutefois vers une probable insuffisance de la formation initiale actuelle du personnel paramédical. Cette dernière ne semble pas permettre aux agents d'exercer leurs missions en termes de santé mentale en pratique clinique quotidienne auprès des malades mentaux.

6.1.2.2.2 Préjugés vis-à-vis des malades mentaux

Malgré leurs formations paramédicales initiales, les représentations des malades mentaux de la part des professionnels étaient restées inflexibles.

Un seul agent a déclaré avoir connaissance avant la formation SMAO de l'existence de médicaments efficaces dans les soins des malades mentaux (elle déclare s'être renseignée d'elle-même sur le sujet car un membre de sa famille souffrait d'une affection psychiatrique).

Pour les autres, la confusion des concepts médicaux, magiques et religieux semblait être majeure. Avant la formation SMAO, la grande majorité pensait que la causalité des troubles psychiatriques était à la fois du ressort de la pathologie et de l'envoûtement. 70% des soignants de l'étude pensaient que la maladie mentale était contagieuse, faisait appel à des divinités maléfiques... Bien que ces concepts contrastent fortement avec les données de la science observée et expérimentée dans de nombreux pays, la formation en santé mentale donnée n'a pas semblé être en mesure de contrebalancer les éléments ésotériques entourant son propre domaine d'enseignement. De plus, ces éléments ne font que renforcer la peur des malades mentaux.

Un autre danger de cette confusion entre représentation de la maladie mentale et établissement d'un lien de causalité en dehors du ressort de la pathologie réside dans la réponse qui sera faite au trouble. En effet, avant la formation SMAO, un seul soignant aurait proposé une prise en charge d'ordre médical aux malades avec sa seule formation initiale Les 2 membres du personnel qui pensaient que l'on pouvait soigner la maladie mentale auraient proposé une réponse sociale ou religieuse.

Les agents de santé déclaraient qu'ils auraient proposé dans la grande majorité des cas «la charité » (vêtements et nourriture) aux malades mentaux. Ceci suggère la tendance des professionnels à offrir une réponse à caractère social à une problématique médicale malgré leurs formations initiales en santé mentale respectives.

6.1.3 Inaccessibilité des soins psychiatriques

6.1.3.1 Des patients à la recherche de soins accessibles

Les patients avaient sollicité de manière préférentielle des structures non médicales pour les soins de leur maladie avant d'être pris en charge à l'ONG.

Qu'il s'agisse de raisons financières ou géographiques, le système de croyances reste la première organisation interpelée par la population en termes de prestataires de prise en charge.

En effet, un peu plus de la moitié des patients reçus avaient consulté des soins traditionnels, ainsi que des centres de prières. Ce résultat est accablant en termes de limitation d'accès aux soins.

Le caractère « anormal » du trouble semble bien repéré par la communauté, poussant les familles à consulter pour leurs malades. Le parcours de prise en charge pour la maladie mentale reste cependant souvent chaotique, et le principal lieu de recours de soin saisi par la population ne semble actuellement pas médicalisé.

Parmi les 18,38% des patients ayant précédemment eu un contact avec la psychiatrie, mais se tournant par la suite vers l'ONG, plusieurs éléments de causalité peuvent être suggérés, comme par exemple des soins trop coûteux au long cours, des difficultés de locomotion jusqu'au service de psychiatrie de manière régulière, une insatisfaction vis-à-vis des soins prodigués... Nombreux sont les obstacles décourageant les populations à s'investir dans les soins tels qu'ils sont proposés par les services de santé mentale actuels.

6.1.3.2 Un faible recours à l'offre de soin psychiatrique

Le modèle de l'ONG, bien repéré et bien intégré au niveau communautaire, est largement réparti sur le territoire national, en zone urbaine, péri-urbaine, et rurale.

Il a l'avantage de proposer un accès aux soins plus important que le reste des autres structures existantes. Le manque de structures de soins psychiatriques, de médicaments, de professionnels formés, et d'accessibilité financière explique probablement le fait que plus de 80% des malades mentaux inclus dans l'étude n'avaient pas rencontré dans leur parcours de soins de psychiatres avant d'arriver à l'ONG SCL.

Le nombre de malades mentaux reçus dans les centres de l'ONG est important, de l'ordre de plusieurs dizaines de milliers de patients à travers les territoires béninois et togolais. Implantée depuis une quinzaine d'années pour les plus anciennes structures, elle est reconnue par l'ensemble des communautés vivant à proximité, et est ouverte à tous sans distinction de classe, de religion, d'âge...

La tendance à la recherche d'une thérapeutique d'ordre magico-religieuse en amont d'une réponse médicale, se conforte d'autant plus par l'absence de celle-ci dans la majorité des lieux de vie béninois et togolais. En effet, on ne peut pas faire appel à un soin ou à un système d'entraide qui n'est pas présent dans son quotidien. Ces remarques sont probablement plus ou moins extrapolables à toutes les zones désertées par les services de santé.

6.1.3.3 Un parcours de soins influencé par la disponibilité des propositions de prises en charge

Il est parfois décrit un « itinéraire thérapeutique » spécifique du patient d'origine africaine. La plupart convergent vers l'idée que « les motivations du choix du circuit sont liées aux croyances culturelles dans la majorité des cas » (Dope Koumou R., 2007). Les patients et leurs familles trouveraient « que la maladie mentale relève de la tradition ou de la religion » (Tognon et al., 2012).

Affirmer que les populations issues de pays à faibles revenus ou revenus intermédiaires ont une offre de soins multiples et des soins traditionnels plus adaptés à la population locale qui répondent aux besoins est une certitude énoncée qui contraste fortement avec les résultats de cette étude.

La tradithérapie et les soins religieux sont actuellement les offres de soins probablement les plus accessibles géographiquement aux populations en Afrique de l'Ouest. Aborder le choix des soins traditionnels par l'unique point de vue culturel, sans prendre en compte l'importance de l'influence des facteurs environnementaux (manque de structures sanitaires, d'argent, ...), semble être une démarche en décalage avec la réelle précarité de la situation des malades mentaux dans les pays à revenu faible et intermédiaire.

Cette facilité d'accès géographique des soins traditionnels ou religieux n'est cependant pas une nécessairement une garantie d'accessibilité financière. En effet, les soins traditionnels sont coûteux (Morizet ; 2002) (Bergot ; 2016). Ce coût peut s'exprimer en valeurs monétaires, mais également en nature (animaux, femmes...). Loin d'être gratuits, l'idée selon laquelle les coûts en soins traditionnels sont faibles persiste, certaines critiques étant formulées vis-à-vis du coût de la psychiatrie « scientifique », comparativement au « traitement chez le guérisseur, outre qu'il se révèle la plupart du temps plus efficace, revient parfois dix fois moins cher » (Nathan, 2011).

Contrairement aux idées reçues, le choix de la tradithérapie n'apparait pas être un choix rationnel, mais plutôt l'une des seules opportunités dont les familles puissent se saisir, *a fortiori* si cela correspond à leur mode de croyance. Elle est souvent la seule offre de prise en charge de proximité, et les croyances ne sont localement que rarement contrebalancées par d'autres discours sur la maladie (Burns and Tomita, 2015).

6.1.3.4 La maladie mentale est reconnue par la communauté, mais n'est pas pour autant acceptée

Certains soignants rapportent avoir commencé à prendre en charge les malades mentaux sous la pression des villageois, qui souhaitaient qu'une action soit faite pour ces personnes. En effet, les personnes d'une même communauté semblent repérer le caractère pathologique et anormal de la maladie mentale, mais également exprimer le fait de se sentir dépassées vis-à-vis de la gestion de ces troubles, et cela en dépit de l'existence et l'action du système traditionnel.

Les plaintes émanant des populations locales concernant le sort des malades mentaux sont probablement sous-estimées. En réalité, il peut être difficile pour un membre d'un village de solliciter des soins psychiatriques. Il peut arriver par exemple que certains dirigeants de centres de prières, dont les principaux revenus proviennent des demandes de prises en charge des malades mentaux, imposent de lourdes pressions sur la population. Par crainte « du mauvais sort » ou de l'exclusion de la communauté, des familles se retrouvent à vivre dans la double souffrance d'avoir à assumer les troubles psychiatriques de leurs malades, et de n'entrevoir que peu de solutions de prises en charge.

Les résultats de l'étude suggèrent que les sociétés africaines, à l'image des autres sociétés, ne stigmatiseraient pas moins ses malades, et s'oppose à d'autres hypothèses formulées sur le sujet, par exemple, pour reprendre un exemple des propos de Boussat dans son écrit en 2015, « *Les sociétés africaines traditionnelles [...] avaient fait une place au malade mental [...] ne justifiait ni agressivité, ni rejet à l'endroit du malade* » « *[...] la malade n'est pas responsable [...] Tout le groupe comprend son langage* ».

Le soutien social, peu importe la culture, ne semble que pouvoir se déliter dans le contexte d'un malade délirant, non stabilisé, peut devenir un danger de lui-même ou des autres. La communauté, qui doit veiller à son auto-préservation, se voit ainsi contrainte d'adopter les réponses qui sont à disposition face à l'absence d'abrasion de troubles qui peuvent être effrayants ou menaçants.

6.1.3.5 Maltraitances dans la population de patients psychiatriques

6.1.3.5.1 Des patients victimes de violences

Si le sujet est d'importance, la communauté psychiatrique internationale ne semble que peu s'en saisir. Il est pourtant reconnu que les sujets souffrant de troubles mentaux sont plus souvent victimes de violations répétées de leurs droits fondamentaux. Cela est d'autant plus vrai que le pays dans lequel ils vivent est en voie de développement, par comparaison aux états possédant un important dispositif sanitaire et social. Ces faits sont de plus en plus dénoncés dans les médias (Alexis Duclos, 2012) (Berda, 2015), (Carey, 2015) (Emission Sept à huit, 2019) ...

Ce phénomène a été largement étudié dans les pays à revenu élevé, comme la France, où il est constaté que les individus atteints de maladie mentale (trouble bipolaire, schizophrénie et autres troubles psychotiques) seraient plus souvent victimes d'agressions qu'ils n'en seraient les auteurs. Une étude en Ethiopie (Tsigebrhan et al., 2014) met en évidence un taux de prévalence des violences envers les malades mentaux à 60,7%. Ces données correspondent au pourcentage de maltraitance retrouvé dans l'étude (59,83% de patients rapportant des maltraitances).

La grande majorité des patients déclarant avoir été maltraités ont été diagnostiqués « délirants » ($p=0,0004$) en comparaison aux diagnostics comparatifs utilisés dans l'étude. En effet, près de 9 déclarations de maltraitances sur 10 ont été faites par des malades appartenant à cette catégorie diagnostique. Les maltraitances semblent également plus fréquentes avec la chronicisation de la pathologie psychiatrique délirante puisqu'elle est rapportée dans 89,29% des cas ($p<0,0001$).

La prédominance des mauvais traitements chez les patients délirants peut s'expliquer par la présence majoritairement dans ce type de pathologies de comportements pouvant représenter un danger pour le patient lui-même ainsi que pour la communauté. L'entourage de ces malades, souvent non traités, se retrouve devant une absence d'alternative d'amélioration de l'état de leur proche malade, tout en en subissant les troubles du comportement et agitations répétées. Les méthodes de contention physique et autres pratiques maltraitantes deviennent les seuls remparts entre l'expression des troubles mentaux et la menace qu'ils sont susceptibles de représenter pour autrui.

Ces résultats sont plus élevés que ceux retrouvés dans la précédente étude portant sur la population de l'ONG par C. Bergot, qui retrouvait des taux de maltraitances à 38%. Dans cette dernière étaient inclus des patients sans troubles du comportement associés comme les personnes souffrant d'épilepsie, les patients dépressifs, ou consultant peu de temps après le début de la maladie mentale. Cela pourrait être à l'origine des différences de résultats constatés.

6.1.3.5.2 Des violences probablement sous-estimées

Les violences déclarées sont probablement sous-estimées, l'étude présentée n'explore que certains types de sévices, tels que les enchaînements ou les coups de bâtons. D'autres types de violences infligées aux malades ne sont pas prises en compte dans cette étude (mariages forcés, viols, scarifications, ...).

Les éléments de maltraitances sont également parfois vécus de manière honteuse par les patients et leurs familles, qui n'osent pas toujours relater leur bien difficile « parcours de soins ». De plus, une partie des personnes souffrantes de pathologies délirantes chroniques depuis de nombreuses années ne sont plus en capacité de témoigner de leur vécu.

Les résultats portant sur les patients souffrant de dépression simple sont à interpréter avec prudence en raison du faible échantillon de ces derniers. 2 d'entre eux rapportent des maltraitances en lien avec la maladie mentale. L'un d'entre eux expliquait qu'il s'agissait d'un rite avec un fouet afin de « chasser le mauvais esprit », l'autre de scarifications et coups de bâton afin de « faire sortir le démon ».

Si les données recueillies ici ne permettent pas d'évaluer l'impact des violences sur le cours de la maladie et sur son pronostic, il est à supposer qu'il n'est pas négligeable, allant dans le sens de la littérature scientifique sur le sujet.

6.1.3.5.3 Retard de prise en charge et maltraitance

Il est constaté dans l'étude que plus de 40% des malades l'étaient depuis plus de 5 ans avant le début des soins psychiatriques, mais également que plus de la moitié de cette population a subi des maltraitances sévères en lien avec ses troubles : violences physique, liens, enchainement, abandon, enfermement...

La durée d'évolution de la pathologie psychiatrique semble également à mettre en lien avec les mauvais traitements. Si la médiane est de 3 à 5 ans concernant le délai entre l'apparition des troubles et les soins psychiatriques, elle est probablement plus importante en population générale du fait de l'utilisation récente de l'outil et donc d'une tendance à l'inclusion dans l'étude de patients d'entrée plus récente dans les soins de l'ONG.

Une évolutivité plus longue de la maladie ainsi que la multiplication des épisodes de décompensations sans traitement peuvent majorer les troubles mentaux, expliquant l'augmentation d'usage de chaines et d'autres méthodes de contention et de défense. La précédente étude de C. Bergot sur cette population suggérait d'ailleurs ce lien.

Le manque d'accessibilité aux soins, en plus d'avoir pour conséquence un retard au diagnostic et à la prise en charge, serait lié à l'importance des maltraitances. Ces dernières semblent être souvent réactionnelles à des troubles du comportement majeurs induits par la pathologie, raison pour laquelle elles sont essentiellement retrouvées chez les patients délirants, et cela d'autant plus lorsque la pathologie récidive.

Ces troubles du comportement n'ayant point de réponse médicale pour abraser la symptomatologie, les personnes en souffrant se retrouvent souvent contenues par les seuls moyens alors à disposition, qui sont des méthodes de contention physique.

6.1.3.5.4 Maltraitance et défaut de soins adaptés

Les résultats de l'étude confirment l'hypothèse de l'augmentation des mauvais traitements lors de l'existence de troubles du comportement psychiatriques, à l'opposé des théorisations autour de réponses culturelles adaptées et bienveillantes aux troubles mentaux.

L'absence de possibilité de recours à des soins en santé mentale semble être corrélée aux violences à l'encontre des malades, puisque parmi les 140 patients rapportant des mauvais traitements, 110 avaient consulté pour la première fois en psychiatrie à l'ONG. Les difficultés d'accès à des soins pérennes sur le plan financier semble également être source de recrudescence des mauvais traitements vis-à-vis des malades mentaux, puisque plus de 2/3 des patients qui avaient vu un psychiatre en dehors de l'ONG déclaraient avoir été victime de maltraitance malgré le fait qu'ils avaient consulté.

Les communautés se retrouvent trop souvent seules dans la réponse à l'agitation ou à l'agressivité du malade, et répondent par les liens et autres méthodes de contentions lorsqu'il n'y a pas de thérapeutiques psychiatriques accessibles. Les violences physiques, pratiquées le plus souvent chez les malades les plus graves et désinsérés, conduisent à un cercle vicieux : aggravation de leurs troubles, augmentation du coût nécessaire pour les soigner, retard aux soins, avec le risque, qu'à terme, les familles cessent de s'investir et rejettent les malades.

L'inadaptation des soins semble également remise en cause, puisque plus de 60 % des patients victimes de violences avaient bénéficié de tradithérapie, et/ou ou des centres de prières dans leurs prises en charge. D. Morizet dans sa thèse publiée en 2002 montre que les tradipraticiens déclarent eux-mêmes pratiquer des châtiments corporels dans 66% des cas, et des scarifications dans 63% des cas. Ils déclarent par ailleurs eux-mêmes des conséquences négatives à leurs pratiques, dont 74% sont des « complications secondaires à l'utilisation de chaînes lors de contention (des ulcères infectés par exemple) » dans l'étude de Makanjuola et al, en 2000.

Plus de 2/3 des patients qui rapportent des maltraitances ont été pris en charge en tradithérapie ou en centre de prières, et ont souvent cumulé les deux types de prises en charge. Cela laisse suggérer l'inadaptation de la réponse proposée dans ces milieux pour les troubles mentaux chroniques sévères. Ce constat souligne également la probable errance des familles qui ont tenté plusieurs types de prises en charge pour aider le malade, sans résultats.

Ainsi, contrairement à certaines idées reçues, une approche traditionnelle mystique et sociétale dans le cadre des pathologies psychiatrique est inadaptée et se sert de méthodes au potentiel maltraitant important. La validation des discours reconnaissant la causalité du trouble psychique comme étant de cause, et donc du ressort du mystique, prend part à la responsabilité de la pérennisation de ce type de « soins ». En plus de renier l'organicité des troubles, ils ne sont pas dépourvus de dangerosité.

6.3 Formation et transfert de compétences

6.3.1 Acquisition de compétences diagnostiques

6.3.1.1 Discrimination entre délire et dépression

Le choix d'établir la base de l'arbre diagnostic avec la différenciation entre délire et dépression est assumé, afin de diminuer les risques d'erreurs de prise en charge.

Auparavant, les thérapeutiques étaient utilisées en réponse à un symptôme décrit, et non en réponse à un regroupement syndromique de signes cliniques objectifs ou à un diagnostic précis. Par exemple, le symptôme insomnie peut d'une part être en lien avec un épisode dépressif et des ruminations, mais peut également être l'expression d'une décompensation maniaque. La nécessité de partir des catégories diagnostiques en listant les symptômes présents dans chacune de celles-ci a semblé être une alternative diminuant les sources de confusion plutôt que de partir de symptômes d'interprétation difficile, parfois à l'origine d'interventions erronées ou iatrogènes.

En l'absence de diagnostic clairement établi, les réponses thérapeutiques risquent d'être inadaptées. Pour reprendre l'exemple du symptôme « insomnie », la réponse médicamenteuse qui lui était apportée avant la formation SMAO était la prescription d'amitriptyline - LAROXYL®. Ce traitement possède en effet des vertus sédatives en supplément de son statut d'antidépresseur. Si cette réponse était adaptée chez un patient présentant des troubles du sommeil dans un contexte d'épisode dépressif, elle ne l'était pas lorsqu'il s'agissait d'un patient souffrant d'insomnie dans le cadre d'un trouble bipolaire décompensé.

En raison de l'importante limitation de traitements à disposition, délire et dépression sont les 2 principales entités diagnostiques à discriminer pour l'utilisation de thérapeutiques cohérentes et adaptées. Cette distinction précoce permet de supprimer l'une des principales erreurs de classes médicamenteuses qui peuvent potentiellement « aggraver » la symptomatologie des patients. Dans le contexte de l'Afrique de l'Ouest, il s'agit de la décompensation maniaque chez le patient bipolaire, où le prix d'une rechute délirante peut être l'exclusion de la communauté et les maltraitances.

L'objectif qui est de permettre aux soignants de première ligne de discriminer le délire de la dépression est rempli de manière très satisfaisante, puisque l'accord diagnostic entre agents locaux et psychiatres formateurs est de 94,02% concernant cette compétence. Ce résultat est cependant à nuancer au vu du faible effectif de patients dépressifs par comparaison au nombre de patients délirants.

6.3.1.2 Délire et caractéristiques temporelles du ou des épisodes

La deuxième étape diagnostique consiste en l'exploration des caractéristiques d'évolution dans le temps de l'épisode délirant, c'est-à-dire de pouvoir définir si l'épisode délirant est isolé et circonscrit dans une période donnée, ou s'il s'agit d'un trouble chronique récidivant.

L'objectif concernant l'exploration des caractéristiques temporelles de la pathologie délirante est également atteint par le biais de la formation de manière très satisfaisante, avec un accord diagnostic de 90,14%.

La capacité de repérer un épisode délirant isolé d'une pathologie chronique permet aux soignants d'apporter une réponse thérapeutique rapide, et ultérieurement de pouvoir l'adapter au décours de l'épisode constaté. Si l'arrêt progressif des traitements peut s'envisager dans le cadre d'un épisode isolé, la notion de la multiplication des épisodes délirants signe la chronicité de l'affection psychiatrique, et nécessite l'établissement d'une stratégie de soin au long cours, émaillé des potentielles rechutes dans la maladie du patient.

6.3.1.3 Différenciation entre psychose chronique et trouble bipolaire

La différence entre psychose chronique et trouble bipolaire n'intervient qu'au terme de la somme des réflexions précédemment citées. Ce choix ne va pas dans le sens des principales classifications internationales utilisées, qui séparent dès le départ les troubles de l'humeur (bipolarité et dépression), et les pathologies délirantes chroniques (schizophrénie…).

La formation SMAO fait le choix de coupler ces 2 catégories de pathologies psychiatriques jusqu'à la 3ème étape diagnostique, notamment en raison de l'importance des similitudes dans leurs prises en charges.

La réponse thérapeutique de ces deux troubles faisant appel aux mêmes molécules de fond, l'arbre décisionnel permet une orientation vers une thérapeutique adaptée en limitant les possibilités d'erreurs de prescription.

Qu'il s'agisse du Bénin ou du Togo, le risque présenté par le malade souffrant d'un de ces deux troubles psychiatriques chroniques sans prise en charge sérieuse est soumis aux mêmes modalités. Les symptômes de ces pathologies, de surcroit sans traitements adaptés, s'expriment de manière bruyante, potentiellement menaçants pour le malade lui-même ou pour la communauté. Ces patients se retrouvent à risque de faire l'objet de rejet, d'enchainement, de stigmatisation, notamment en cas de rechute de la maladie.

C'est l'exploration des périodes intercurrentes des épisodes qui permettra de faire la différence entre la psychose chronique et le trouble bipolaire. La formation cherche à transmettre la capacité à rechercher si les symptômes de la maladie délirante ont été continus, ou alors s'ils ont été entrecoupés de périodes asymptomatiques permettant le retour à un niveau de fonctionnement identique à celui précédemment présenté par le patient. Cette distinction va permettre aux soignants de guider la pose du diagnostic final, ainsi que sur les modalités de réinsertion et de réhabilitation du patient. Cela lui permettra également d'avoir quelques possibilités supplémentaires à sa portée sur le plan médicamenteux.

La différenciation de ces 2 catégories diagnostiques présente un accord global de 68,07%, ce qui est plus faible que les 2 premiers. Plusieurs hypothèses peuvent être à l'origine de ce constat :

- Les patients ne se livrent pas toujours aux soignants lors des premiers rendez-vous. Il est parfois impossible de prendre connaissance dès le départ des modalités d'évolution des troubles, qui ne sont parfois portés à la connaissance des soignants qu'*a posteriori*.

- Comme il est communément admis par la communauté scientifique, les pathologies psychiatriques évoluant parfois depuis plusieurs années sans traitement peuvent être plus longues et plus difficiles à traiter (Farooq et al., 2009). Certains patients, avec les soins, finissent par retrouver un très bon niveau de fonctionnement après plusieurs années de maladie et parfois de mauvais traitement. Il semble ainsi nécessaire de garder une certaine prudence sur les diagnostics portés à ce stade de l'arbre décisionnel pour les patients malades depuis longtemps, qui mettent parfois beaucoup de temps à se rétablir, et qui multiplient souvent les comorbidités et facteurs aggravant leur pathologie psychiatrique.

- Plus on avance dans les étapes diagnostiques, plus on sollicite des connaissances et des compétences de la part des soignants. Il est ainsi prévisible d'obtenir un plus grand nombre de divergences diagnostiques à mesure de l'avancée dans l'arbre décisionnel. En cas d'hésitation entre un diagnostic de psychose chronique et de bipolarité, les soignants sont invités à s'arrêter au diagnostic de « 2ème épisode délirant et plus », et attendent une expertise plus expérimentée afin de finaliser l'établissement du diagnostic.

6.3.1.4 L'épisode dépressif dans le cadre d'un trouble bipolaire

La dernière étape de l'arbre diagnostic est actuellement la plus complexe. Elle présente un accord diagnostic assez faible, avec des résultats qui sont à nuancer en raison du faible effectif. Il s'agit probablement de la partie la moins aboutie de l'outil, pour laquelle une nouvelle réflexion pourra être menée dans un projet d'amélioration de la formation.

Cette dernière étape diagnostique nécessite un plus grand degré de compétence :

- Si le patient est déjà connu bipolaire, celui-ci peut présenter des symptômes dépressifs dans l'évolution de sa maladie. Ceux-ci doivent donc être recherchés régulièrement par les agents de santé locaux au cours des suivis de ce type de patients.

- Si le patient arrive dans les soins pour la première fois avec un épisode dépressif, les soignants peuvent être en difficulté pour prendre connaissance des antécédents psychiatriques du patient, notamment si le patient vient seul en consultation. Dans cette situation, si les épisodes délirants précédents ne sont pas toujours décrits, les malades rapportent parfois les maltraitances, ou présentent les cicatrices des chaines, ce qui permet d'orienter le diagnostic.

- L'arbre diagnostique présente dans sa conception actuelle plusieurs « voies d'entrées » vers le diagnostic de trouble bipolaire, pouvant induire en erreur les plus inexpérimentés.

6.3.1.5 Diagnostic « autre », les limites de la simplification diagnostique

Dans un contexte où l'ONG se retrouve souvent être le seul prestataire de soins de proximité, les demandes de soins sont multiples et portent sur de nombreuses affections : troubles du neurodéveloppement, retards mentaux, cérébrolésés, épileptiques, séquelles d'encéphalopathies... Ces patients présentent des troubles du comportement mimant ou se rapprochant des troubles psychiatriques recherchés par l'outil, mais dont on ne pourra jamais réellement en connaitre l'étiologie précise en raison de l'absence de possibilité d'investigations étiologiques.

Le diagnostic « autre » se trouve ainsi souvent être relié aux patients présentant un ensemble de manifestations proches des catégories pathologiques explorées par l'outil, mais dont on ignore le plus souvent le diagnostic étiologique réel.

Dans un certain nombre de situations, les soignants peuvent être guidés par plusieurs points d'appels orientant vers une problématique somatique, comme la présence de fièvre, de signes neurologiques... Ces signes vont interpeler les soignants qui réadresseront les patients, lorsque cela est possible et accepté par les familles, vers des soins somatiques.

6.3.1.6 Concordance et divergences diagnostiques

Le binôme psychiatre formateur et infirmiers de l'ONG rencontre une bonne concordance brute sur le plan diagnostic. Ces résultats sont difficiles à comparer, la concordance diagnostic entre personnel médical et paramédical étant peu décrite dans la littérature. Ces résultats n'en sont pas moins encourageants, les concordances diagnostiques entre médecins psychiatres semblant elles-mêmes souffrir d'une certaine hétérogénéité.

L'utilisation et les améliorations apportées par les classifications internationales semble avoir eu une incidence positive sur l'harmonisation des pratiques et sur la fidélité inter-cotateurs qui étaient auparavant parfois très éloignées (Hacking, 2013). Cependant, la question des difficultés de mesure de la fiabilité entre diagnostics posés en psychiatrie, et notamment par les médecins psychiatres, semble toujours se poser. Si on prend l'exemple des tests de fiabilité concernant le DSM paru en 2013, peu de troubles possèdent un « bon » accord global entre les diagnostics posés par médecins psychiatres (Freedman et al ; 2013), avec une fiabilité des diagnostics parfois décevante.

6.3.2 Transfert de compétences de prescriptions thérapeutiques

6.3.2.1 Acquisition de la capacité de prescrire de manière adaptée

6.3.2.1.1 Choix et orientation de l'association SMAO concernant la formation à la prescription

La délivrance d'un traitement adapté aux troubles du patient permet la stabilisation de sa pathologie, l'amélioration de son pronostic en termes de morbidité, d'incapacité et d'intégration au sein de sa communauté. Pour ce faire, la formation SMAO a fait des choix, parfois drastiques, concernant les protocoles thérapeutiques utilisés, afin de garder une balance bénéfice / risque acceptable avec les moyens disponibles sur le terrain.

Plus de 80% des ordonnances réalisées par les agents de santé de la Saint Camille coïncident avec celles des psychiatres venus pour la formation. Ce taux de concordance dans les thérapeutiques entreprises est très encourageant, car ils suggèrent une acquisition rapide et efficiente de l'utilisation des thérapies médicamenteuses adaptées aux besoins des patients. Les compétences infirmières en termes de prescription semblent ainsi se rapprocher de celles des médecins psychiatres.

Il n'a pas été relevé de différence significative entre les différents centres en ce qui concerne les concordances de prescriptions médicamenteuses entre infirmiers de l'ONG et psychiatres formateurs. Cet élément permet de supposer une bonne acquisition de la compétence de prescription par l'ensemble des soignants, tout niveau confondu, que leurs pratiques soient de la consultation et/ou des soins d'hospitalisation.

La protocolisation simple et systématique des conduites à tenir en fonction des différentes catégories diagnostiques permet l'acquisition d'une harmonisation des pratiques et des réponses thérapeutiques, sans nécessairement que cela soit associé une expérience et un sens clinique très aiguisé. Ce point est illustré par les 20,94% de concordances thérapeutiques retrouvées chez des patients, malgré le fait qu'ils ne soient pas diagnostiqués à l'identique entre soignants de l'ONG et formateurs. Ces malades, pour lesquels les soignants de l'ONG avaient majoritairement établi le diagnostic de « 2ème épisode délirant et plus », avaient été diagnostiqués soit bipolaires soit psychotiques chroniques par les psychiatres formateurs.

Pour autant, cela n'a pas été une entrave à la prescription de traitements adaptés aux troubles présentés par ces patients. L'intérêt d'une démarche diagnostique par entités et de l'application des protocoles qui en découlent semble ainsi prévaloir en termes de qualité de réponse thérapeutique sur l'établissement d'un diagnostic précis qui risque d'être posé de manière hâtive ou erroné.

Peu de littérature existe concernant l'étude des concordances de prescription entre médecins et infirmiers, la spécificité de la délégation de prescription étant essentiellement portées par des pays à revenu faible ou intermédiaire. Ces derniers, pour des problématiques de santé publique, se voient dans l'obligation d'augmenter le nombre de prestations de soins faites par le personnel paramédical.

Concernant les études portant sur la concordance thérapeutique entre professionnels de santé mentale, elles semblent peu nombreuses (Grolleau, 2007), et mettent en avant des résultats très disparates. Si des recommandations et des guides de bonne pratique existent, beaucoup de cliniciens semblent se baser sur leur propre expérience pour prescrire.

6.3.2.2 Principales divergences thérapeutiques

6.3.2.2.1 Prescription de la carbamazépine - TEGRETOL®

Les principales divergences thérapeutiques constatées dans l'étude sont en lien avec la quantité des traitements utilisés. La principale concerne l'utilisation de la carbamazépine - TEGRETOL® supplémentaire par les soignants de l'ONG en comparaison à la prescription du psychiatre formateur.

Plusieurs hypothèses peuvent être émises concernant ce constat :

- Les soignants comme les patients et leurs familles sont dans la crainte perpétuelle du retour des comportements anormaux et pathologiques. Les rechutes sont appréhendées car elles sont trop souvent pourvoyeuses de maltraitances et de désinvestissement de l'entourage, mais également de difficultés accrues à retrouver une stabilité clinique, dans un contexte de limitation des molécules à disposition.

- La carbamazépine - TEGRETOL® fait partie des molécules à action thymorégulatrice. Son utilisation, notamment dans le cadre du trouble bipolaire, n'est ainsi pas une « erreur », dans le sens où le traitement à une réelle action dans la stabilisation des troubles bipolaires.

Le recours à cette molécule a cependant décidé d'être limité. Il s'agit d'un traitement parmi les plus coûteux de l'arsenal à disposition de l'ONG, pourvoyeur d'effets secondaires au long cours potentiellement graves. C'est également probablement la molécule la plus tératogène du guide SMAO lorsque celle-ci est utilisée chez les femmes en âge de procréer (Stahl, 2016). De plus, il s'agit d'une molécule à prendre quotidiennement pour une stabilisation clinique, élément contraignant par rapport à l'utilisation de neuroleptiques d'action prolongée, ne nécessitant qu'une prise mensuelle en injection. L'ensemble de ces arguments a fait pencher la balance bénéfice/risque en faveur d'une limitation de l'indication de cette molécule sur le terrain.

6.3.2.2.2 Prescription d'antidépresseurs

Environ ¼ des différences de traitement sont en lien avec l'utilisation d'un antidépresseur à la place d'un neuroleptique, ou inversement. Cette divergence survient essentiellement lorsqu'il y a une non-concordance entre les diagnostics posés dès la première partie de l'arbre décisionnel. Ces désaccords concernant l'établissement des diagnostics semblent survenir majoritairement dans les situations où les patients présentent des « symptômes négatifs » dans le cadre de pathologies délirantes chroniques.

Cette divergence de prescription est potentiellement la plus grave. En effet, elle majore le risque de décompensation psychiatrique, notamment chez les patients bipolaires, lorsqu'ils sont mis sous antidépresseurs. De même, lorsque des neuroleptiques sont utilisés chez les patients atteints de dépression, elle est pourvoyeuse d'inefficacité thérapeutique et de la détérioration de l'état du patient à terme.

Il a été décidé au cours de l'élaboration de la formation simplifiée de limiter la prescription des antidépresseurs au simple cadre des dépressions simples. Bien qu'en Europe par exemple, il n'est pas rare de recevoir des patients bipolaires recevant un antidépresseur associé à une couverture thymorégulatrice, la discrimination entre les différents troubles et le maniement des différentes molécules reste complexe pour des agents peu expérimentés. Pour exemple, avant la formation SMAO, bon nombre de professionnels de santé utilisaient l'amitriptyline - LAROXYL® pour traiter les troubles de l'endormissement. Un bon nombre de patients bipolaires se retrouvaient ainsi avec une prescription d'amitriptyline - LAROXYL® venant déstabiliser leur trouble thymique.

Dans un contexte de transmission de compétence de prescription à des agents de première ligne, le choix de la limitation de l'usage de la molécule aux simples épisodes dépressifs a semblé pertinent. En effet, le risque d'une décompensation d'un trouble bipolaire semble bien plus important en termes de fréquence et de gravité de celui de ne pas parvenir à stabiliser sur le plan de l'humeur un patient souffrant d'une pathologie délirante sans antidépresseurs.

Ce choix permet également d'éviter la multiplication des molécules prises par les patients. Ce type de prescriptions mélangeant antidépresseurs à des traitements de fonds dans le cadre des pathologies délirantes semble être plus approprié à un usage réservé à des professionnels de santé 2ème ou 3ème ligne plus expérimentés, pouvant recevoir régulièrement les patients.

6.3.3 Possibilités de suivi et de réinsertion des malades

6.3.3.1 Observance et suivi régulier

Les données relevées doivent être interprétées avec prudence concernant le suivi et l'observance thérapeutique. En effet, la structure la plus ancienne a été ouverte depuis 2004, les Centres Relais entre 2012 et 2019, et la fiche SMAO n'est utilisée que depuis quelques années. Les patients sélectionnés dans l'étude sont ceux pour lesquels a été remplie une « fiche SMAO », ils sont donc essentiellement entrés dans les soins plus récemment que le reste de la population soignée à l'ONG.

L'évaluation du devenir de ces patients manque ainsi parfois de recul, puisqu'un peu plus de la moitié des patients inclus sont pris en charge à l'ONG depuis une durée inférieure ou égale à 1 an.

Concernant la politique des suivis, la Saint Camille reste stricte notamment pour assurer un suivi cohérent et une délivrance de médicaments justifiée. Les traitements sont donnés une fois par mois, et de manière exceptionnelle pour 2 à 3 mois uniquement dans certaines conditions. Pour exemple, les patients stables cliniquement depuis longtemps, entourés par la famille ou les proches qui se portent garants du malade, qui vivent très loin et qui sont dans l'impossibilité de se déplacer au centre le plus proche de manière mensuelle…

Les patients reçus dans l'étude étaient globalement réguliers dans les soins, puisque près des 9/10ème venaient aux consultations mensuellement. Ces résultats nécessiteraient d'être évalués plus à distance de l'entrée des soins psychiatriques afin de s'assurer de leurs poursuites ou non à plus long terme. Pour les autres patients vus à une fréquence moins importante, il s'agit soit de patients qui habitent relativement loin avec une délivrance des traitements pour 2 ou 3 mois, soit des patients qui sont sortis des soins et qui reviennent. Il est à noter que parmi les patients suivis, un seul n'était pas venu à une consultation avec un délai de plus de 3 mois d'intervalle entre 2 rendez-vous, ce qui est très faible.

6.3.3.2 Travail et réinsertion

Au Bénin et au Togo, contrairement à l'occident, il existe une quantité de petits travaux ne nécessitant pas forcément un haut niveau de capacité de fonctionnement. Une partie des patients peuvent ainsi exercer un rôle pour leur communauté, en étant accompagnés et en adaptant les attentes de rendement. Par exemple les travaux des champs, de maison, d'élevage, de ramassage des capsules de bouteilles…

Si un malade non traité et symptomatique peut rapidement se faire exclure de sa société, il peut aussi y être réintégré et en être un membre à part entière lorsqu'il est traité et accompagné. Les attentes sociales ne sont pas les mêmes entre une société industrialisée, compétitive, et dont les emplois requièrent un niveau d'études élevé, et une société où la majorité des individus sont dans une économie de subsistance au jour le jour, directement par leur travail personnel, non salarié.

6.3.3.3 Impact positif sur les maltraitances

L'un des éléments importants à noter est la très forte diminution des maltraitances au décours de l'entrée dans les soins psychiatriques, puisque seulement près de 5% déclarent en avoir eues. Ces dernières ont eu majoritairement lieu dans des contextes de rechutes sur arrêt de traitement. Ce constat suggère que les maltraitances évoluent de manière proportionnelle avec les états de décompensations psychiatriques et leurs cortèges de symptômes, et évoluent de manière inversement proportionnelle aux traitements et prises en charges psychiatriques.

Malgré ces résultats encourageants, les mauvais traitements sont encore souvent banalisés ou peu abordés. Rares sont à l'échelle internationale des enseignements transmettant la réalité de la vie des malades mentaux à travers le monde qui sont nombreux à être l'objet de violences. Bien avant la bienveillance et les droits fondamentaux des malades, les problématiques les plus abordées du domaine découlent souvent des phénomènes de migrations, des conflits et des différences de cultures.

6.4 Postulats de la formation SMAO

6.4.1 Universalité de la clinique des troubles mentaux

6.4.1.1 Universalité des pathologies psychiatriques

A l'image des nosographies Kraeplinniennes, les descriptions cliniques se basant sur des symptômes clefs cardinaux objectivables permettent de mettre l'accent sur l'universalité des troubles. L'intérêt de l'appréhension des modalités d'expression clinique universelle est de permettre la pose d'un diagnostic et d'initier une prise en charge adaptée, quel que soit le patient en demande de soins.

La formation SMAO dispensée repose pour son essentiel sur une « clinique de l'observable », reposant ainsi sur des critères objectifs. Cela est d'autant plus important que nous n'avons que rarement accès aux éléments rapportés ou pour en raison de la barrière de langues, ou d'une utilisation différente du langage pour désigner une même problématique de fond. Pour éviter cet écueil, plusieurs signes cliniques à rechercher ont été reformulés afin de correspondre aux expressions langagières courantes du terrain.

Malgré les adaptations de langages et d'expressions au terrain, on retrouve d'importantes similitudes entre les épisodes délirants et thymiques, pris en charge ailleurs dans le monde (Shibre et al., 2010). Si l'expression des symptômes d'une maladie peut être interprétée de différentes manières, la structure des troubles et les descriptions qui en sont faites n'en restent pas moins comparables. Ceci permet d'avoir une lecture médicale commune de la psychiatrie.

Les descriptions que font les patients des symptômes qu'ils ressentent sont variables en fonction de leur contexte socio culturel, de leur vécu. Chez l'ensemble des personnes souffrant de pathologies psychiatriques, quelle que soit leur langue, leur culture, leur mode de vie, leurs représentations du monde, l'observation clinique reste le socle de la médecine psychiatrique, et se base sur la « clinique de l'observable ».

La clinique des patients reçus à l'ONG présente ainsi bien plus de similitudes que de différences avec la symptomatologie rencontrée sous nos latitudes. « Voir les ancêtres », « avoir des insectes dans la tête » ... ne présente pas la même signification clinique si ce propos est rapporté par une personne de culture française ou s'il est de culture peulh.

Pour autant, les cortèges de symptômes objectivables accompagnant les propos rapportés par le patient pourront orienter le prestataire de soins vers un diagnostic universel. Le ralentissement psychomoteur, la clinophilie, les idées suicidaires, les troubles du sommeil... orienteront vers un épisode dépressif. Les attitudes d'écoute, l'agitation, la désorganisation, parler seul, sont autant d'éléments qui orienteront vers une pathologie délirante.

Cette idée de l'universalité des troubles mentaux et de la simple coloration du délire par la culture a déjà été défendue par le passé par des auteurs comme Kraepelin (lors de ses voyages à Java). Pour autant, cette notion à tendance à s'étioler dans les débats idéologiques et les théorisations psychiatriques.

6.4.1.2 Clinique des troubles délirants

La clinique des troubles délirants est assez semblable quelle que soit la latitude où celle-ci s'observe. La principale différence observable concerne le contenu du délire. Celui-ci s'intègre au vécu du malade. Il est coloré par sa culture, par la société dans laquelle il vit. Ainsi, les délires à thématique mystique sont fréquents au Bénin, tandis que le thème du terrorisme ou du complot sera plus fréquent en Occident. Pour autant, la structure globale des troubles est similaire, et les éléments sémiologiques observables et rapportés par l'entourage familial permettent de poser les diagnostics.

Ces observations ont déjà été mises en évidence par le passé. Pour exemple, Lenz, psychiatre autrichien, avait pu dater des faits historiques et la chronologie d'un certain nombre d'avancées technologiques à partir de l'analyse de multiples dossiers, et cela sur une période d'une centaine d'années (L. Griffith., 2014).

Si l'environnement dans lequel vivent les individus a une influence sur le contenu du délire, l'étiologie du délire, elle, ne change pas. En effet, si un patient béninois présente un délire de persécution sur le thème mystique, ce n'est pas pour autant que c'est la croyance qui est la cause de son délire. Il en est de même pour un occidental délirant sur la thématique du complot politique ou de l'écologie, le contenu du délire n'étant cependant pas la cause de sa pathologie.

Concernant la limite entre le trouble délirant isolé unique et le trouble délirant chronique, la durée limite a été fixée à 2 ans dans la formation. Plusieurs raisons expliquent ce choix. L'évolution des troubles au Bénin et au Togo étant actuellement souvent émaillée de violences et d'importantes carences de soins, les patients, parfois malades depuis de nombreuses années, peuvent parfois se rétablir plus lentement. De plus, une certaine « flexibilité temporelle » semble nécessaire en pratique, du fait d'un rapport au temps relativement variable. Les troubles constatés ne font pas nécessairement l'objet de l'établissement d'une chronologie, et les événements passés sont plus souvent rapportés en lien avec des événements extérieurs ayant impacté la communauté (fêtes, récoltes, événements marquants...) plutôt qu'en termes de « calendrier ».

6.4.1.3 Clinique de la dépression

C'est dans le champ de la dépression que se rencontrent probablement le plus de difficultés et de risque d'interprétation décalée des symptômes cliniques. Son bon repérage nécessite une plus grande expérience du terrain. En effet, il est constaté la présence de symptômes pseudo-hallucinatoires à type de sensations cinesthésiques (fourmillements, douleurs, brûlures...). De même, on note une fréquence plus importante des sentiments de persécution ou de ruine. *A contrario*, le sentiment de tristesse ou de culpabilité peut être difficilement exploitable en pratique, n'étant que peu exprimé par la majorité des consultants.

La connaissance du contexte local ainsi que la réalisation d'un examen clinique rigoureux permettent cependant au soignant de différencier ces expressions symptomatiques de symptômes délirants qui s'inscriraient dans un authentique trouble délirant. L'étude et le recueil du cortège de symptômes associés à l'expression des troubles par le patient est ainsi fondamental afin de pouvoir discriminer correctement les différentes pathologies psychiatriques.

Par ailleurs, on constate sur le terrain que les consultants les plus jeunes, *a fortiori* ceux ayant un niveau éducatif élevé (niveau bac/universitaire) expriment davantage les émotions de « tristesse » ou de « culpabilité », rapprochant encore davantage la clinique béninoise et togolaise de celle observée en Occident.

6.4.1.4 Universalité de la maladie mentale et différences interindividuelles dans l'expression des symptômes

6.4.1.4.1 Traumatismes et symptomatologie hallucinatoire

Il est constaté en pratique au Bénin et au Togo une plus forte présence des symptômes hallucinatoires chez les patients souffrant d'une maladie mentale, tous types de pathologies confondues. La question des conséquences de ces traumatismes sur l'émergence des troubles, leur présentation clinique, et leur pronostic peut se poser, notamment dans des pays où la fréquence des traumatismes est majeure. Il a déjà été relevé dans la littérature une proportion de symptômes hallucinatoires plus forte au cours des épisodes délirants dans les pays à revenu faible ou intermédiaire (Jablensky et al, 1992). Ces observations sont compatibles avec d'autres études qui évoquent une variation dans la prévalence de symptômes hallucinatoires selon les origines culturelles (Thomas et al., 2007), (Bauer et al., 2011), (Johns et al., 2002).

Une revue de la littérature rapporte les liens entre expériences traumatiques et survenue d'éléments psychotiques, *a fortiori* les hallucinations (Longden and Read, 2016). Ce lien a été retrouvé également dans les troubles thymiques, pendant lesquels la fréquence de symptômes hallucinatoires était plus élevée en cas d'antécédent de traumatisme dans l'enfance (Hammersley et al., 2003). Les traumatismes à l'âge adulte pourraient également concorder avec la sévérité des hallucinations (Yildirim et al., 2014).

L'ensemble de ces éléments pourrait donner des pistes d'exploration concernant l'importance de la présence des symptômes hallucinatoires constatés, toutes pathologies confondues, ainsi que sur la prévalence des éléments pseudo-hallucinatoires retrouvés dans la clinique de la dépression. Cela pourrait également corroborer l'impression clinique que ce type d'expression symptomatique est moins rencontré dans les milieux socioéconomiques favorables (pays à revenus élevés, jeunesse de la capitale béninoise et togolaise de milieu aisé.)

6.4.1.4.2 Externalisation de la causalité des troubles

Pour reprendre l'expression symptomatique de la dépression, on retrouve fréquemment des plaintes en lien avec des douleurs, des sensations de « picotements », « brûlures », « lourdeurs », de « chaleur ou de froid ». Ces plaintes peuvent toucher diverses zones du corps (abdomen, zone dorso lombaire, les quatre membres…).

Contrairement aux idées reçues, ces modalités d'expression des troubles ne sont pas limitées à la seule « culture africaine ». Pour exemple, le « tarentisme » italien (« léthargie », « catatonie » et « picotements des membres ») décrit longtemps comme secondaire à une piqure de tarentule, a été identifié comme l'une des expressions de la pathologie dépressive. Ainsi, l'impression « d'avoir des insectes sur le crâne », des « piqures dans le corps » secondaires à une piqure de scorpion semble beaucoup moins exotique.

Une des pistes qui pourrait être intéressante à explorer concernant ce phénomène est la tendance à l'externalisation de la causalité des troubles. La manière de décrire les sensations, les perceptions liées aux troubles semble dépendante du vécu du patient, de son environnement, de ce qui est culturellement acceptable et interprété comme provenant de soi ou provenant de l'extérieur.

Dans les sociétés où la vie communautaire est prédominante, que ce soit par choix ou par nécessité, l'impression clinique est que les patients ont tendance à exprimer leurs troubles comme provenant « de l'extérieur » (piqûres d'insectes, persécutions, mauvais sort…). A l'inverse, des sociétés plus individualistes semblent exprimer plus aisément des émotions centrées sur eux-mêmes (culpabilité, sentiment d'incapacité et d'échec…). Cette différence sur le terrain au Bénin et au Togo semble assez courante à observer. Les personnes faisant des études supérieures, qui ont un mode de vie proche de nos sociétés occidentales, expriment leurs symptômes de manière très proche de celle que l'on connait en occident. *A contrario*, les personnes provenant des milieux les plus précaires, ayant un mode de vie axé sur la communauté et vivant d'une économie subsidiaire, externalisent plus volontiers la cause de leurs troubles.

6.4.1.4.3 Intrication de problématiques somatiques

Les hallucinations, notamment visuelles, d'apparition brutale, orientent souvent vers des pathologies somatiques sous-jacentes. Au Bénin comme au Togo, la prévalence de pathologies somatiques d'expression neuropsychiatrique sont probablement très nombreuses. Fièvre et épisodes de convulsions répétés, neuro-paludisme, neurosyphilis, … nombreuses sont les affections pouvant entrainer des séquelles neuro-psychiatriques, d'autant que celles-ci ne sont pas toujours traitées de manière rapide et adaptée.

Cette réflexion est également valable pour les traumatismes crâniens, de prévalence probablement plus importante que sous nos latitudes en raison de la moindre présence de règlementations assurant la sécurité physique des personnes et de l'existence de zones de conflits.

Il est ainsi possible qu'une partie des troubles psychiatriques observés présentent des caractéristiques spécifiques aux séquelles secondaires à d'autres troubles, que ceux-ci soient à l'origine comorbide ou en parallèle aux symptômes de la maladie mentale.

6.4.2 Diffusion des connaissances simplifiée efficiente

6.4.2.1 Nécessité d'une formation applicable sur le terrain

6.4.2.1.1 Difficultés des outils internationaux à s'adapter aux besoins du terrain

Le guide de formation de l'OMS, à destination des agents de santé communautaires, amorce une démarche de simplification des concepts psychiatriques. Il rend ainsi sa formation plus accessible à un public plus large, en se détachant des systèmes critériologiques internationaux. En proposant une démarche clinique, diagnostique, et thérapeutique standardisée, il fait un premier grand pas dans la transmission du savoir médical psychiatrique pour une diffusion de l'exercice de la discipline.

Celle-ci n'appartient plus au domaine d'une description sophistiquée d'un ensemble de troubles dont la signification est ignorée du plus grand nombre, mais s'inscrit dans une démarche scientifique et médicale concrète, appelant des réponses thérapeutiques du même ordre.

L'outil reste cependant trop complexe pour cibler un public d'agents de santé non spécialisés de première ligne, qui n'ont parfois aucune connaissance de la psychiatrie. Le mh-GAP peine également à s'intégrer dans le contexte des pays à revenus faible et intermédiaire. De plus, l'utilisation et les préconisations des molécules ne sont pas accessibles au plus grand nombre. Certaines médications sont trop coûteuses, d'autres indisponibles de manière continue (ISRS…), certaines thérapeutiques demandent une surveillance paramédicale et des examens complémentaires qui ne pourront pas être réalisés en pratique (comme pour le lithium, …).

Concernant les thérapies non médicamenteuses qui sont proposées dans le mh-GAP, à l'image des propositions de « psychothérapie » elles sont pour la plupart des agents de santé soit inconnues, soit inaccessibles pour les populations.

Il est en effet difficile dans de tels contextes d'attendre des agents de première ligne des préconisations d'orientations des patients vers des soins de type « relaxation » ou « thérapies par résolution de problèmes ». Si ces derniers sont des outils très intéressants, ces concepts sont pour la plupart des soignants soit inconnus, soit non disponibles. De plus, ils ne semblent pas prioritaires dans la démarche thérapeutique au vu des besoins sur le terrain.

Le guide sous son format actuel ne semble également pas être suffisamment concis et aisé d'utilisation pour un usage régulier efficient par les soignants. Avec plus de 100 pages, les soignants locaux qui ont souvent une importante charge de travail ne peuvent s'en saisir dans sa globalité.

6.4.2.1.2 Simplification et adaptation des connaissances en psychiatrie

La formation présentée dans cette étude n'a pas pour objectif de fournir une surspécialisation ou un complément de formation à des soignants expérimentés. Elle consiste en une diffusion de connaissances à un large public novice de connaissances en psychiatrie, se retrouvant confronté aux malades mentaux en première ligne avec peu d'appui spécialisé.

Si toute simplification se fait au risque d'une perte de précision ou de données au sein d'un enseignement, elle permet son accessibilité et sa compréhension à un plus large public. La fiche SMAO cherche à faire coller pour chacune des étapes diagnostiques une réponse thérapeutique adaptée qui en découlera, afin de se sortir de l'écueil d'un descriptif de diverses symptomatologies. Si ces dernières sont intéressantes intellectuellement, elles ne sont que peu utiles dans les prises en charge.

Tout en priorisant les pathologies considérées comme des priorités de santé publique, il s'agit de garantir une efficience de l'arbre diagnostic et des propositions thérapeutiques correspondantes, car un diagnostic n'a d'intérêt que pour proposer par la suite une prise en charge. La formation SMAO s'avère être un modèle de formation peu coûteux, rapide, facile, utile, et semble reproductible et adaptée au terrain.

Il semble qu'une formation brève, couplant théorie et pratique, offre la possibilité de diagnostiquer et de traiter des pathologies psychiatriques prioritaires en termes de santé publique. Elle semble également modifier de manière importante les croyances et craintes autour de la maladie mentale. Cela interroge sur la compréhension et l'accessibilité des formations précédentes respectivement reçues par les soignants, pour ceux qui en ont eu une.

6.4.2.1.3 La complexité, un frein potentiel à la transmission des connaissances

Dans un discours théorique sophistiqué et complexe mais ne répondant pas à la pratique quotidienne, bon nombre de praticiens semblent tentés de se constituer un savoir propre, adaptant leurs connaissances acquises au fil des années de pratique, évoluant en parallèle d'une science de pointe qui s'éloigne progressivement du terrain.

La psychiatrie est un champ trop vaste et complexe pour être accaparé par quelques-uns, qui ne peuvent présenter que des aspects limités des questions posées par la maladie mentale et ses traitements. Il semble nécessaire d'ouvrir la formation en instaurant un mélange des enseignants, une mixité d'origines et de professions différentes.

Le partage actuel du savoir est très éclaté à travers des canaux d'information multiples, ce qui le rend parfois mal maitrisé. Une part de cette transmission est transversale, se constituant des réseaux et des groupes de pairs. Si cela permet un champ d'échanges vaste, les connaissances échangées se retrouvent parfois superficielles, parfois même contradictoires. Certains groupes peuvent y trouver des revendications identitaires sur certains des aspects de ce « savoir » diffusé, avec le risque de méconnaître des savoirs basiques plus larges, ou encore l'illusion de « savoir déjà » …

La formation, qui se complexifie au fil du temps, tend à se théoriser, prenant parfois la place de la pratique. Le principal risque est la mise à distance, souvent délétère, de la réalité des patients que l'on soigne et des enjeux concrets de la discipline. En conséquence, il devient possible de ne pas pouvoir acquérir les compétences nécessaires au terme des enseignements et de s'éloigner du rôle de service à rendre à la société.

6.4.2.2 Des choix thérapeutiques restreints mais efficaces

6.4.2.2.1 Limitation des molécules disponibles

A des fins d'uniformisation, de simplification, et d'accessibilité financière, le nombre de molécules utilisées à l'ONG SCL est limité. Les traitements sélectionnés sont d'utilisation systématisée, et donc de maniement plus aisé. Ils ont été choisis, parmi les molécules essentielles, comme ceux étant les plus disponibles et accessibles par rapport à leur efficacité.

La limitation du nombre de molécules utilisées permet :

- La limitation des prescriptions abusives ou de polymédications non appropriées aux besoins en soins des patients. Ce choix permet aux patients suivis à l'ONG de recevoir des soins de proximité pour leur pathologie chronique, et de rester des membres à part entière de leur communauté.

- L'accès aux patients à des traitements au long cours, toujours en disponibilité suffisante, pour pouvoir s'en procurer quotidiennement, à moindre coût et sans rupture de stock.

6.4.2.2.2 Adaptation des prescriptions aux contraintes locales

Malgré le soutien d'organismes internationaux, l'équilibre budgétaire de l'ONG est précaire, et se retrouve à devoir assurer avec peine l'approvisionnement en médicaments.

Les médicaments prescrits sont des molécules anciennes, et présentent de nombreux effets secondaires qui pourraient être évités avec l'utilisation de molécules plus récentes. Le faible éventail de médications limite également les possibilités thérapeutiques et ne permet pas toujours une stabilisation optimale des patients ne répondant que partiellement aux thérapeutiques, ou résistant aux médications disponibles. Les molécules plus récentes, elles, sont inaccessibles financièrement, ou font l'objet de régulières ruptures de stock.

Les médecins psychiatres, comme nous l'avons précédemment souligné, avaient reçu une formation aux traitements à utiliser sur le terrain. Ces derniers sont en nombre limité, et font appel à des molécules qui pour la plupart ne sont que peu ou plus utilisées sous nos latitudes.

S'il est bien entendu que les psychiatres auraient prescrit d'autres types de molécules dans des conditions sanitaires moins précaires, au profit par exemple des neuroleptiques de seconde génération ou d'ISRS, il incombe au devoir du médecin de tenir compte de l'environnement, des capacités et ressources détenues par le patient pour se soigner, ainsi que des réalités de santé publique. L'accord thérapeutique tout-à-fait concluant entre psychiatre formateur et agent de santé de l'ONG SCL s'inscrit ainsi dans la balance bénéfice/risque et coût efficacité des molécules délivrées.

L'importance de prescrire un traitement adapté réside, en dehors de sa capacité de soins, dans la présence moindre d'effets secondaires, ces derniers étant des motifs fréquents de complications et d'arrêt des prises.

L'adaptation des traitements s'avère ainsi être un enjeu de taille dans les pathologies psychiatriques chroniques dont les médications nécessitent des prises au long terme.

6.4.2.2.3 Choix de la Fluphénazine dans le traitement de fond des troubles délirants chroniques et des troubles bipolaires

La fluphénazine est le seul neuroleptique retard présent dans le livret thérapeutique de l'ONG Saint Camille.

L'importance de posséder un neuroleptique d'action prolongée dans les pathologies psychiatriques chroniques n'est plus à argumenter tant les bénéfices en sont connus : meilleure observance, meilleure gestion des troubles et prévention des rechutes. L'action prolongée du traitement est d'autant plus intéressante dans les pathologies délirantes du fait d'une conscience des troubles partielle dans ce type d'affections psychiatriques. Ces bénéfices sont d'autant plus importants que les patients se trouvent dans des pays où il est difficile de se procurer des traitements ou d'avoir accès aux services de soins. Ces populations se trouvent ainsi plus à risque de prises irrégulières de traitement, et d'échappement aux soins.

Au niveau pharmacologique, la Fluphénazine est un antipsychotique conventionnel, sa principale propriété pharmacologique est son antagonisme dopaminergique, en bloquant les récepteurs D2. Elle agit donc essentiellement au niveau de la voie dopaminergique mésolimbique, voie à l'origine de la majeure partie des symptômes positifs psychiatriques telles que l'agitation, l'agressivité, le délire… Il est de plus « forte puissance » que d'autres de la même classe, c'est-à-dire qu'il nécessite des doses moins fortes. Il est également moins sédatif car a moins d'interactions sur les autres récepteurs (histaminiques, muscariniques, adrénergiques) que ceux de plus « faible puissance ».

Ce traitement est mondialement reconnu pour son action sur les symptômes positifs de la schizophrénie et des épisodes maniaques. A l'inverse d'autres molécules de la même classe, tel que l'halopéridol, son efficacité n'est actuellement pas prouvée comme thymorégulateur ou comme traitement d'entretien dans les troubles bipolaires. Peu d'études ont été réalisées à ce sujet, mais la pratique sur le terrain laisse suggérer une action de stabilisation thymorégulatrice chez les patients bipolaires, étant donnée la fréquence de la stabilité de la pathologie sous simple couverture de fluphénazine injectable, à 1cc (25mg/ml). Des études seraient cependant nécessaires pour approfondir cette impression clinique.

Actuellement, il s'agit du neuroleptique retard le moins cher sur le marché appartenant aux molécules essentielles de l'OMS. Pour comparaison, l'Halopéridol décanoate est entre 5 et 10 fois plus cher par injection. Là encore, le choix du neuroleptique retard utilisé est limité. Si cela en facilite l'utilisation, l'utilisation d'un neuroleptique de première génération au long cours reste un fort pourvoyeur d'effets secondaires.

6.4.2.3 Déconstruction des fantasmes en lien avec la maladie mentale

6.4.2.3.1 La connaissance au-devant des superstitions

L'une des forces de la formation est la déconstruction des ésotérismes et croyances dont faisaient l'objet la maladie mentale. A l'inverse des représentations antérieures à la formation SMAO, plus personne au décours de la formation ne pensait que la maladie mentale était contagieuse, ou de causalité mystique. Tout le monde s'accorde sur la nécessité d'apporter aux patients une réponse médicale à sa maladie, et non une aide exclusivement par charité.

Loin d'être une notion circonscrite à une population naïve d'enseignement en psychiatrie, l'idée d'une étiologie mystique des pathologies psychiatriques semble être partagée par un certain nombre de praticiens en santé mentale, pouvant exprimer qu' « *En ce qui concerne la psychiatrie, les troubles psycho-comportementaux observés chez les patients sont attribués aux attaques des sorciers* » (Tabo, 2008).

Une formation n'a pas pour objectif d'imposer un ordre de pensée, elle transmet des pratiques qui sont par la suite utilisées et qui se développent sur le terrain en fonction de leur efficience, de leur accessibilité, de leurs intérêts pour une population.

En se dégageant de la confusion entre représentations et causes de la maladie, l'outil ne laisse pas d'ouverture possible à une recherche interprétative des symptômes. Il consiste plutôt à un recueil de signes observables. Quand bien même un individu se représente être malade à cause d'un sort, ou lié à quelque conflit avec un autre membre de la communauté, cela n'implique pas que l'acte mystique en question soit réellement la cause du trouble observé.

Le rôle de la psychiatrie de notre temps ne « guérit » pas toujours la cause des maladies mentales, mais elle apaise les symptômes et améliore le pronostic des patients, tout en prévenant les rechutes. La médecine traditionnelle et les centres de prières, eux, d'une part, ne traitent pas ces symptômes, d'autre part ne permettent pas d'amélioration du pronostic. *A contrario*, ils peuvent avoir des conséquences néfastes : complications somatiques liées aux enchaînements, sédation excessive secondaire à l'utilisation de plantes (Makanjuola et al. 2000)…

6.4.2.3.2 Comprendre l'autre, une dimension accessible à tout soignant

C'est le travail de tout soignant, toutes spécialités confondues, de s'intéresser à l'autre, tant dans sa maladie que dans son environnement et la société dans laquelle il évolue. Tout soignant, tout Homme, n'est jamais en tout point identique à son semblable, que celui-ci appartienne à la même culture ou non.

Traiter la maladie mentale n'est pas une antinomie à l'intérêt porté aux représentations de la personne malade. Si la psychiatrie en général se doit d'aborder le malade dans son intégralité biologique, psychosociale et culturelle, n'est-ce pas le travail de tout médecin que de porter intérêt à la somme de ces différentes variables ?

L'environnement du malade fait partie intégrante de lui, et n'en fait pas un Homme avec un statut différent inné du fait de son identité culturelle, mais plutôt un être humain comme les autres, avec ses différences qui vont venir colorer les caractéristiques universelles propres à l'humain.

6.4.3 Une formation qui traite des priorités de santé publique

6.4.3.1 Orientations de l'association SMAO et de l'ONG

6.4.3.1.1 Le choix de se focaliser sur la maladie mentale

Le chevauchement de la psychiatrie et de la santé mentale, élargissant ainsi son propre domaine d'intervention, encourt le risque d'un amalgame entre la maladie mentale et la médicalisation du mal être, et ceci au détriment de l'affection psychiatrique.

L'extension de son spectre a pour conséquence d'envahir les demandes de consultation pour des moyens globalement constants dans leur insuffisance, augmentant les délais d'attente et repoussant petit à petit la maladie mentale, qui par définition est moins encline de par sa nature à demander des soins, et qui était déjà loin d'être prise en charge de manière optimale dans la majorité des pays du monde. L'extension indéfinie de la discipline, naissant des soucis d'intégration de la situation de la personne dans sa globalité, ne serait-elle donc pas un frein à sa propre pratique avec une déviance de ses moyens vers une autre utilité ? La formation SMAO a pris le parti de cibler uniquement les pathologies psychiatriques prioritaires en termes de santé publique.

La difficulté avec « la folie », c'est que du fait de ce double sens, elle est reprise, utilisée, revendiquée par plusieurs corps de métiers qui semblent en grande difficulté pour se croiser, échanger, partager, mais aussi délimiter leurs différents champs de compétences. Qu'il s'agisse du médecin, du psychologue, du psychanalyste, du sociologue, du philosophe, du judiciaire… Chacun apporte une lecture différente de la maladie mentale, tantôt de manière parcellaire et cloisonnée, tantôt de manière floue et très élargie. Comme le suggère Hippocrate dans « De la maladie sacrée », le médecin ne peut rien quant aux phénomènes moraux. Ce conglomérat constitué de la pathologie mentale et du mal être sociétal s'entremêlent, se potentialisent souvent, au risque d'induire à l'erreur.

6.4.3.1.2 Redistribution des rôles et compétences

Force est de constater l'importante stigmatisation de la profession à l'heure actuelle, y compris au sein même des professionnels. Il semble important de reréfléchir autour de pratiques et de thérapeutiques plus consensuelles, adaptées de manière initialement universelle, y apportant dans un second temps les spécificités de chacun.

De même, au vu de la désertification médicale de certaines zones, il s'agira d'établir des façons de procéder plus protocolisées et standardisées en première ligne, afin de remettre du médical là où la médecine ne va pas/ne vas plus, notamment des zones peu peuplées, des zones où se concentrent des minorités qui sont en dehors du cercle des soins…

Dans l'équipe thérapeutique, le médecin psychiatre a le plus souvent la responsabilité de l'établissement du diagnostic et des propositions thérapeutiques, et les psychologues deviennent les cliniciens du fait de la diminution de la démographie médicale et de la nécessité de redistribution du travail et de délégation des tâches, en laissant la première ligne aux psychologues et infirmiers.

Cette situation va de plus en plus se rencontrer, et appelle à requestionner la distribution des rôles de chacun, ainsi que leurs formations respectives. L'objectif étant d'accompagner et d'autonomiser ces soignants dans la pratique quotidienne pour leurs permettre de prodiguer des soins accessibles et de qualité.

La simplification et la diffusion des connaissances n'est donc pas un « abaissement » de la connaissance à un ensemble, mais plutôt une augmentation des compétences de l'ensemble qui exerce avec la sécurité des spécialistes, qui restent à leur place de 2ème et 3ème ligne.

6.4.3.1.3 Humanitaire et ingérence

L'humanitaire en général, quel que soit son domaine d'action, est l'objet de multiples questionnements et revendications. Son objectif est d'améliorer la condition des personnes et de porter assistance aux personnes en danger. Il s'agit d'une intervention dont les acteurs doivent veiller à respecter une certaine neutralité, et à ne pas s'immiscer sans limite dans les problématiques des pays ciblés. Après la mise en œuvre des chartes universelles des droits fondamentaux humains, le principe d'ingérence reste cependant régulièrement transgressé, pour révéler au grand public des violations des droits humains (détournements de biens, abus de personnes…).

L'humanitaire est de règle globalisée, et concerne chaque individu, peu importent les frontières politiques, géographiques ou culturelles. Pourtant, les contestataires de ce modèle y opposent que l'anormal qui est condamnable dans un groupe ne l'est pas nécessairement dans un autre. Cette idée véhicule le concept que l'anormal psychiatrique 'd'ici' ne serait pas forcément celui 'd'ailleurs'. Un tel constat validerait d'une part que la maladie mentale n'est pas une entité pathologique commune à l'ensemble de l'humanité mais la cliverait en « races », mais également pourrait amener à considérer que les violences précédemment retrouvées dans l'étude sont justifiées et efficaces sur certaines catégories de personnes.

Des campagnes de sensibilisation et de reconversion professionnelle pour les tradithérapeutes ou dirigeants de centres de prières pourraient être organisées, leurs revenus reposant souvent sur la prise en charge des malades mentaux. Ce type d'actions existe déjà par exemple pour les exciseuses dans certains pays. Cet exemple d'intervention reflète la possibilité de modifier des pratiques inacceptables en termes de droit humain. Cependant, ce type de projet ne peut être mené à bien qu'avec l'existence d'un réseau de soins de premier recours, avec des thérapeutiques accessibles à la population.

La création à l'échelle mondiale d'un accès garanti pour les traitements psychotropes essentiels et peu coûteux pour les pathologies psychiatriques prioritaires en termes de santé publique pourrait permettre le développement de l'offre de soins psychiatrique, en association avec une démystification de la spécialité et un engagement de ses professionnels dans l'accessibilité des prises en charge. Si la demande l'emporte constamment sur l'offre, c'est la fonction qui a créée l'organe qui « invite au fonctionnement ».

6.4.3.1.4 Le respect des cultures locales

La réflexion autour de la culture est fréquemment engagée dans les missions des ONG, notamment médicales. L'objectif est d'avoir une meilleure connaissance du terrain, et d'adapter les prises en charge pour qu'elles ne soient pas mises en échec en raison de différentes représentations ou d'une mauvaise communication.

Prendre connaissance des spécificités de l'autre dans son rapport à l'environnement de manière respectueuse ne doit cependant pas, sous prétexte de différences culturelles, effacer les points communs qui nous lient les uns aux autres, de notre « humanité » commune. Ces caractéristiques communes, émanant de l'appartenance de chaque homme et femme au genre humain, ne peuvent être remises en question ou contestées.

Dans le champ de la santé mentale, cette réflexion a pourtant souvent tendance à se déplacer vers une interprétation des symptômes, fonction d'une identité qui différerait selon les lieux de son expression. Ne pas se « sentir autorisé à modifier » (Nathan, 2000) des prises en charge, en partageant avec des soignants internationaux des connaissances « occidentales » ne devient-il pas une marque de hiérarchisation et de différenciation entre les différents groupes humains ? D'autant que l'échange entre professionnels a toujours, de tout temps, été généralement marque de progrès et d'ouverture.

Des éléments d'intérêt peuvent être retrouvés dans tous les cercles de connaissance. Il ne s'agit pas de condamner ou d'idéaliser des pratiques au détriment ou au profit d'autres, mais dans le contexte actuel du Bénin et du Togo, les bafouements répétés et fréquents des droits humains fondamentaux auprès des malades mentaux ne peuvent être défendus en termes d'appartenance à un domaine culturel, et ne doivent pas faire l'objet d'« une timidité excessive dans l'action » (BiadiImhof, 2006), sous prétexte de respect de pratiques culturellement admises.

6.5 Conclusion

Les résultats de cette étude semblent en faveur de l'intérêt de l'utilisation d'une formation simplifiée en psychiatrie de première ligne. Celle-ci semble permettre l'acquisition de compétences cliniques et thérapeutiques en adéquation avec les besoins sanitaires de la population. Cet enseignement, ciblant préférentiellement un personnel soignant de niveau paramédical, permet d'une part la prise en charge des malades mentaux de manière efficiente en termes de première ligne, mais également une évolution des représentations dont fait l'objet la maladie mentale.

Ce travail présente une manière d'entrevoir d'autres modalités d'enseignement et de transmission de compétences en termes de santé publique. Un modèle entièrement calqué sur le modèle occidental est à ce jour difficile à mettre en œuvre en Afrique de l'Ouest. Les déterminants locaux y sont très différents, à la fois de nos déterminants actuels, mais également des conditions d'élaboration de notre propre système de soins, qui se trouve actuellement dans une période de ré interrogation de son propre fonctionnement.

Dans un grand nombre de pays peu pourvus en moyens humains et financiers, les structures hospitalières nationales sont souvent les seules à déployer une offre de soin en santé mentale, malgré les recommandations de l'OMS. Les services de soins de santé primaire sont surchargés, et ont à accomplir des tâches multiples, dépassant de loin les compétences infirmières telles qu'elles sont entendues actuellement, en l'absence d'une supervision médicale régulière.

C'est en déployant préférentiellement les ressources paramédicales du pays que l'ONG SCL a développé son offre de soins, en suppléance aux insuffisances étatiques. Elle représente aujourd'hui une offre de soins en santé mentale très conséquente au Bénin et du Togo, accessible à la fois territorialement et financièrement pour les populations. Engagée en faveur des malades mentaux, elle est orientée vers un objectif de santé publique et permet un accès élargi et équitable aux soins.

Pour développer de tels systèmes, l'enjeu des modalités de transmission des compétences en psychiatrie semble un point majeur. Elle doit être rapidement efficiente, facile, reproductible, valide et peu coûteuse.

S'il n'est pas sujet ici de contester ou de se prononcer sur la pertinence d'une théorie ou d'une autre, il s'agit au contraire d'épurer la psychiatrie afin de n'en garder que les fondamentaux, les critères communs à l'ensemble des pathologies mentales, pour qu'elle soit utilisable. L'une des priorités semble être de remettre l'apprentissage clinique et thérapeutique à la médecine, en termes de service alloué à la population, et non en termes de réflexions théorisées centrées sur des sous-groupes.

L'intérêt de la simplification de la formation en psychiatrie est son accessibilité et sa diffusion à un ensemble élargi d'intervenants sanitaires qui pourront en tirer rapidement des compétences pratiques. Celle-ci ne peut se faire qu'en axant la pratique clinique non pas sur les différences culturelles, ethniques ou raciales, mais sur les différences socioéconomiques qui sont primordiales pour une adhésion aux soins au long cours. L'adaptation de la formation ne se circonscrit pas aux différences sociétales, mais essaye d'être aux mieux calqués sur les moyens disponibles au plus grand nombre.

L'expérience de la collaboration entre l'ONG SCL et l'association SMAO semble être en faveur de l'efficience d'un transfert de compétences entre personnel médical et paramédical. En l'espace de quelques années, ces derniers ont pu acquérir des compétences diagnostiques et thérapeutiques se rapprochant de celles des médecins psychiatres dans la pratique clinique quotidienne des soins psychiatriques de première ligne. Cette transmission du savoir ne remplace pas l'intérêt de la présence et de l'expertise médicale, mais permet la diffusion et la prise en charge des patients dans les zones où ceux-ci sont en nombre restreint et ne peuvent à eux seuls délivrer les soins. La simplification ici n'est pas synonyme de détérioration ou de dégradation de la connaissance. Elle semble au contraire amener de réelles compétences tout en permettant à de nombreux malades de retrouver une existence digne dans le respect de leurs droits fondamentaux.

Un changement de paradigme passera par une prise de conscience de tous les acteurs du soin psychiatrique sur la réalité de la situation des malades mentaux en Afrique de l'Ouest, mais cela nécessite un partage d'outils, de moyens et d'enseignements, afin de déconstruire des croyances et des pratiques dangereuses qui sont actuellement pratiquées de manière fréquente.

BIBLIOGRAPHIE

1. Adangnikou N. Peut-on parler de recherche en pédagogie universitaire, aujourd'hui, en France ? 2008 ;34(3):601-21.
2. Agbokpe TK : Les médicament essentiels génériques au Togo : évaluation de l'accessibilité dans les structures de soins publiques. Thèse de pharmacie. Lomé. Togo. 2005
3. Aghion P : Education et croissance économique. La documentation française. ISBN : 2-11-05533-2. 2004 – Alliot.org. France
4. Alarcon W, Bergot V, Surig L, Simon S, Jacques E, Thiebaut S. Santé Mentale en Afrique de l'Ouest : présentation d'un partenariat avec une ONG Béninoise. European Psychiatry. 1 nov 2013 ;28(8) :85.
5. Association Américaine de Psychiatrie : cinquième édition du Manuel diagnostique et statistique des troubles mentaux. USA. 2013. 947 p
6. Atlas socio-économique des pays du monde 2020. Disponible sur : https://www.editions-larousse.fr/livre/atlas-socio-economique-des-pays-du-monde-2020-9782035973030
7. AUF. Conférence internationale des doyens des facultés de médecine d'expression française. Conseil d'évaluation, « normes de base ». 2007. Bruxelles, Belgique.
8. Azoulay M : Psychiatrie sans histoire, internes sans racines | Cairn.info. 89 ; 257-9, 2013. Disponible sur : https://www.cairn.info/revue-l-information-psychiatrique-2013-3-page-257.htm
9. Baubet T, Moro M-R : Psychopathologie transculturelle - 9782294719080 | Elsevier Masson – Paris. 2013.
10. Berda V. 2015. Un espoir fou. Kto.. Disponible sur : http://www.ktotv.com/articles/2015/11/22/un-espoir-fou
11. Bergot C : La maladie mentale et sa prise en charge au regard de l'altérité culturelle. Montpellier-Nimes. France. 2015
12. Bergot C, Capdevielle D. Le développement d'un réseau de soins psychiatriques en Afrique de l'Ouest en 2016 : l'exemple d'un modèle associatif au Bénin. Thèse de doctorat. Montpellier-Nîmes. France ; 2016. 143 p.

13. Bert Jean-François., Lamy Jérôme : Michel Foucault., un héritage critique. 2014. 416 p

14. Biadi-Imhof A. La santé mentale dans le rapport nord-sud. Présentation : contexte et enjeux. Revue Tiers Monde. 2006; n° 187(3):485-508.

15. Boussat S. Psychiatries « transes-culturelles ». Perspectives Psy. 2005 ; Vol. 44(1):14-30.

16. Burns JK, Tomita A. Traditional and religious healers in the pathway to care for people with mental disorders in Africa: a systematic review and meta-analysis. Soc Psychiatry Psychiatr Epidemiol. Juin 2015 ;50(6):867-77.

17. Byl S. Jackie Pigeaud, Folie et cures de la folie chez les médecins de l'antiquité gréco-romaine. La manie. L'Antiquité Classique. 1989 ;58(1):392-4.

18. Carey B. The Chains of Mental Illness in West Africa. The New York Times. 11 oct 2015 ; Disponible sur : https://www.nytimes.com/2015/10/12/health/the-chains-of-mental-illness-in-west-africa.html

19. Chevallier D, Dunezat P. Psychiatrie, stigmatisation et étudiants infirmiers : influence et déterminants pour un projet d'exercice professionnel. L'information psychiatrique. 2007 ; Volume 83(8):675-81.

20. Chisholm D, Flisher AJ, Lund C, Patel V, Saxena S, et al. Lancet Global Mental Health Group. Scale up services for mental disorders: a call for action. Lancet. 6 oct 2007 ;370(9594):1241-52.

21. Cohen A, Patel V, Thara R, Gureje O. Questioning an axiom: better prognosis for schizophrenia in the developing world? Schizophr Bull. mars 2008 ;34(2):229-44.

22. Collignon R. La psychiatrie coloniale française en Algérie et au Sénégal : esquisse d'une historisation comparative. Revue Tiers Monde. 2006 ; n° 187(3):527-46.

23. Collomb H. Ethnopsychiatrie et évolution de la schizophrénie. Confront Psychiatrique ; n°2 : [87-106].1968.

24. Collomb H. Le lieu thérapeutique. Topique 11-12 ; 195 – 208. 1973

25. Colombier J. Instruction sur la manière de gouverner les insensés, et de travailler à leur guérison dans les asyles qui leur sont destinés. 1785. Disponible sur : https://gallica.bnf.fr/ark:/12148/bpt6k56788m

26. Combalberta N et al : Study of the agreement between the psychiatric and psychological diagnoses in a sample of 505 criminals. European Review of Applied Psychology. Volume 59, issue 1 page 9-15. 2009.

27. Comité National de Promotion de la Protection Sociale – Regional Office for Africa. 2015. Système de financement de la santé au Togo : revue et analyse du système. Togo. Disponible sur : https://www.afro.who.int/fr/publications/systeme-de-financement-de-la-sante-au-togo

28. Cours des comptes : Rapport d'observations définitives de la mission de contrôle de la gestion du centre hospitalier universitaire de Lome-Tokoin. 2018. Togo. Disponible sur : https://www.courdescomptes.tg/documentation/

29. Dassa SK, Menick DM, Tabo A. Réflexion sur l'offre et la demande de thérapie religieuse chrétienne en Afrique subsaharienne : l'exemple du Togo. Perspectives Psy. 1 janv 2008 ;47(1) :52-8.

30. De La Noë, Yoram Mouchenik - Éditeurs MRM Quitterie-. Manuel de psychiatrie transculturelle. Travail clinique, travail social. Transculturel.eu. Disponible sur : https://www.transculturel.eu/Manuel-de-psychiatrie-transculturelle-Travail-clinique-travail-social_a165.html

31. Delanoë D. Place et fonctions des étiologies traditionnelles en consultation familiale transculturelle. Le Divan familial. 12 oct 2017 ; N° 38(1):43-60.

32. Devereux G, Bastide R, Gobard H, Jolas T : Essais d'ethnopsychiatrie générale. Gaillimard.1983. Paris.

33. Docquier F, Lohest O, Marfouk A. Union européenne et migrations internationales. Revue economique. 2005 ; Vol. 56(6):1301-30.

34. Dope Koumou R : Prise en charge des malades mentaux à Libreville, les différents circuits thérapeutiques. Faculté de médecine, Gabon. 2007.

35. Douville O. Robert Arnaud : La folie apprivoisée, l'approche unique du professeur Collomb pour traiter la folie. Figures de la psychanalyse. 1 nov 2007 ; n° 15(1):221-4.

36. Duclos A : Les Enchaînés. 2012. Disponible sur : http://www.film-documentaire.fr/4DACTION/w_fiche_film/40072_1

37. Dufau S : Le naufrage de la psychiatrie. Ed Albin Michel. 2006.

38. Dufour JF : Essai sur les opérations de l'entendement humain et sur les maladies qui les dérangent.- 1770. Disponible sur : https://www.iberlibro.com/Essai-op%C3%A9rations-lentendement-humain-maladies-d%C3%A9rangent/14597857602/bd

39. Esquirol., 1838-06-30 (lég) Loi n° 7443 sur les aliénés du 30 juin 1838 - Recueil Duvergier page 490 • Loi Esquirol - • CRPA : sur l'internement psychiatrique abusif et illégal. Disponible sur : https://psychiatrie.crpa.asso.fr/1838-06-30-leg-Loi-no-7443-sur-les-alienes-du-30-juin-1838-Recueil-Duvergier-page-490-o-Loi-Esquirol

40. Essais d'ethnopsychiatrie générale - Tel - GALLIMARD - Site Gallimard. Disponible sur : http://www.gallimard.fr/Catalogue/GALLIMARD/Tel/Essais-d-ethnopsychiatrie-generale

41. État des lieux de la Santé Mentale en Afrique de l'Ouest - European Psychiatry. Disponible sur : https://www.europsy-journal.com/article/S0924-9338(13)00326-X/abstract

42. Farooq S, Large M, Nielssen O, Waheed W. The relationship between the duration of untreated psychosis and outcome in low-and-middle income countries : a systematic review and meta analysis. Schizophr Res. avr 2009;109(1-3):15-23.

43. Foucault M : Histoire de la folie à l'âge classique. Collection Tel. Gallimard, Paris. 2007.

44. Freedman R, Lewis DA, Michels R, Pine DS, Schultz SK, Tamminga CA, et al. The initial field trials of DSM-5: new blooms and old thorns. Am J Psychiatry. janv 2013;170(1):1-5.

45. Gaebel W et al : Stigmatization of psychiatrists and general practitioners: results of an international survey. European Archives of Psychiatry and Clinical Neuroscience. 2015, Vol 265, Issue 3, pp 189 – 197.

46. Gaillard M : SEPT À HUIT - Les enchaînés de Togo. 2019. Disponible sur: https://www.tf1.fr/tf1/sept-a-huit/videos/sept-a-huit-enchaines-de-togo.html

47. Gallais J-L. Médecine générale, psychiatrie et soins primaires : regard de généraliste. L'information psychiatrique. 12 juin 2014 ; Volume 90(5):323-9.

48. Griffith L - Culture-Bound Syndrome – The Wiley Encyclopedia oh health Ilness Behavior and Society. 2014

49. Grolleau A, Cougnard A, Bégaud B, Verdoux H. Usage et concordance diagnostique des traitements à visée psychotrope : résultats de l'enquête « Santé mentale en population générale en France métropolitaine ». /data/revues/03987620/0055001S/S12_3/. 28 mars 2008 ; Disponible sur: https://www.em-consulte.com/en/article/132195

50. Gureje O, Cohen A : Differential outcome of schizophrenia : where we are and where we would like to be. Br. J. Psychiatry J. Ment. Sci. 199,173-175. 2011.

51. Gureje O, Nortje G, Makanjuola V, Oladeji B, Seedat S, Jenkins R. The role of global traditional and complementary systems of medicine in treating mental health problems. Lancet Psychiatry. févr 2015;2(2):168-77.

52. HCDH | Pacte international relatif aux droits économiques, sociaux et culturels. Disponible sur : https://www.ohchr.org/FR/ProfessionalInterest/Pages/CESCR.aspx

53. HIPPOCRATE DE COS. Corpus Hippocratique. Vème siècle avant J-C.

54. HIPPOCRATE DE COS. Théorie des humeurs. Vème siècle avant J-C.

55. Hochmann J. Histoire de la psychiatrie : « Que sais-je ? » n° 1428. Presses Universitaires de France ; 2011. 71 p.

56. Integrating mental health into primary care in Nigeria : report of a demonstration project using the mental health gap action programme intervention guide. Disponible sur : https://www.ncbi.nlm.nih.gov/pmc/articles/PMC4475323/

57. Jablensky A, Sartorius N, Ernberg G, Anker M, Korten A, Cooper JE, et al. Schizophrenia: manifestations, incidence and course in different cultures. A World Health Organization ten-country study. Psychol Med Monogr Suppl. 1992 ;20 :1-97.

58. Jackson SW. Unusual mental states in medieval Europe. I. Medical syndromes of mental disorder: 400-1100 A.D. J Hist Med Allied Sci. juill 1972;27(3):262-97.

59. Jacquart D : La réflexion médicale médiévale et l'apport arabe. Nouvelle histoire de la psychiatrie. 1972.

60. Jilek WG, Jilek-Aall L. The metamorphosis of « culture-bound » syndromes. Soc Sci Med. 1985 ;21(2) :205-10.

61. Kandel O et al : Existe-t-il une typologie des actes effectués en médecine générale ? Revue Prat Med GEN. 2004 ; 18 :781-4.

62. Kinner W : an introduction to babylonian Psychiatry. Studies in honor of Benni Landsberg... Assyriologival studies n°16. 1965. Chicago UP.

63. La position du psychiatre par rapport au problème de la sorcellerie en République Centrafricaine. Disponible sur : http://recaa.mmsh.univ-aix.fr/2/Pages/2-6.aspx

64. Laplantine F. Pour une ethnopsychiatrie critique. VST - Vie sociale et traitements. 2002 ; no 73(1):28-33

65. Latalova K, Kamaradova D, Prasko J. Violent victimization of adult patients with severe mental illness: a systematic review. Neuropsychiatr Dis Treat. 9 oct 2014 ;10:1925-39.

66. Laurioux B. Danielle Jacquart et Françoise Micheau, La médecine arabe et l'Occident médiéval. Médiévales. 1992 ;11(22):244-9.

67. Le Brech C : Fuite des cerveaux africains : la relève est loin d'être assurée. Franceinfo. 2017. Disponible sur : https://www.francetvinfo.fr/monde/afrique/societe-africaine/fuite-des-cerveaux-africains-la-releve-est-loin-detre-assuree_3057229.html

68. Le Monde : Des pistes pour contrer la fuite des cerveaux africains. Le Monde.fr. 28 sept 2010 ; Disponible sur: https://www.lemonde.fr/planete/article/2010/09/28/des-pistes-pour-contrer-la-fuite-des-cerveaux-africains_1416988_3244.html

69. LEBRUN F, QUENIART J, VENARD M. Histoire de l'enseignement et de l'éducation (1480-1789), tome 2. Paris : Tempus Perrin ; 2003. 688 p.

70. Lepoutre R. La santé mentale des Français. Odile Jacob ; 2002. 420 p.

71. Makanjuola AB, Adelekan ML, Morakinyo O. Current status of traditional mental health practice in Ilorin Emirate Council area, Kwara State, Nigeria. West Afr J Med. Mars 2000 ;19(1):43-9.

72. Malvaux. Les moyens de détruire la mendicité en France, en rendant les mendiants utiles à l'État sans les rendre malheureux ; tirés des mémoires qui ont concouru pour le prix accordé en l'année 1777, par l'Académie des sciences, arts & belles lettres de Chaalons-sur-Marne. Disponible sur : https://gallica.bnf.fr/ark:/12148/bpt6k6472328t

73. Marfouk A, et al : L'UE 15 contribue-t-elle à l'exode des travailleurs qualifiés ? Union européenne et migrations internationales. Revue économique n°6 (Vol 56), pages 1301 à 1330.

74. Masson E. Approches transculturelles et interculturelles dans la psychiatrie française. EM-Consulte. 2019.

75. Mboussou M, Mbadinga S, Koumou RD. Religion et psychopathologie africaine. L'information psychiatrique. 2009 ; Volume 85(8):769-74

76. Micoulaud-Franchi J-A et al : Le psychiatre doit-il être un sur-spécialiste ? Annales médico-psychologiques. Revue psychiatrique. Volume 172, issue 9. Nov 2014. Pages 761 – 765.

77. Menick DM, Dassa SK, Mviena JLM, Benguilé B. Aspects épidémiologiques, cliniques et étiologiques des psychoses aiguës au Cameroun. Perspectives Psy. 2010 ; Vol. 49(3):213-9.

78. Meyer C. Le livre noir de la psychanalyse. Les Arènes. 2005.

79. Michel A. Le Naufrage de la psychiatrie - Sophie Dufau. 2019.

80. Mirabeau H-GR. Observations d'un voyageur anglais, sur la Maison de Force appelée Bicêtre ; suivies de réflexions sur les effets de la sévérité des peines, & sur la législation criminelle de la Grande-Bretagne. Imité de l'anglais par le comte de Mirabeau ; avec une lettre de M. Benjamin Franklin. 1788. 134 p.

81. Moro M-R. Les débats autour de la question culturelle en clinique : une spécificité française ? Manuel de psychiatrie transculturelle. Travail clinique, travail social. Grenoble : La Pensée sauvage, p 35 – 52. 2004.

82. Moro M-R. Psychothérapie transculturelle de l'enfant et de l'adolescent. Paris . Dunod. 2011.

83. Nathan., T : Entretien avec Tobie Nathan. Outre-Terre. 1 déc 2005 ; no 11(2) :575-81.

84. Nathan T, Hounkpatin L : La guérison yoruba. 1998.

85. Nathan T, Stengers I. 2012. Médecins et sorciers. Éditions la découverte. Paris.

86. Nations unies, Haut-Commissariat des droits de l'Homme, Pacte international relatif aux droits économiques, sociaux et culturels, ratification et à l'adhésion par l'assemblée générale dans sa résolution 2200 A (XXI) du 16 Décembre 1966.

87. Nubukpo, P., Clement, J.P., Grunitzky, E.K., Leger, J.M., Dumas, M., 2005. Epidémiologie, clinique et facteurs etiologiques des bouffées délirantes aiguës (BDA) au Togo : Á partir d'une enquête hospitalière. Médecine Trop. 65, 137–142.

88. OCDE. Ressources pour la santé - Dépenses de santé - OCDE Data. Disponible sur : http://data.oecd.org/fr/healthres/depenses-de-sante.htm

89. OCDE : Santé mentale et emploi. Disponible sur : https://www.oecd.org/fr/els/emp/sante-mentale-et-emploi.htm

90. OCDE : Statistiques de l'OCDE sur la santé 2019. Disponible sur : https://www.oecd.org/fr/els/systemes-sante/base-donnees-sante.htm

91. Ohayon M. Utilisation des systèmes experts en psychiatrie. The Canadian Journal of Psychiatry. Journals sagepub. 1993.

92. OMS | Atlas de la santé mentale 2014. WHO. Disponible sur : http://www.who.int/mental_health/evidence/atlas/mental_health_atlas_2014/fr/

93. OMS., Annual-report-2015--wco-ghana-.pdf. Disponible sur : https://www.afro.who.int/sites/default/files/2017-05/annual-report-2015--wco-ghana-.pdf

94. OMS | Chapitre 2 : Impact des troubles mentaux et du comportement. WHO. Disponible sur : https://www.who.int/whr/2001/chapter2/fr/index2.html

95. OMS : Classification internationale des troubles mentaux et des troubles du comportement. Description cliniques et directives pour le diagnostic. Dixième révision. Disponible sur https://icd.who.int/browse10/2008/

96. OMS | Guide d'intervention mhGAP pour lutter contre les troubles mentaux, neurologiques et liés à l'utilisation de substances psychoactives dans les structures de soins non spécialisées. Disponible sur : https://www.who.int/mental_health/publications/mhGAP_intervention_guide/fr/

97. OMS., La 20ème liste OMS des médicaments essentiels disponible. Disponible sur : http://www.acame.net/2017/06/07/la-20eme-liste-oms-des-medicaments-essentiels-disponible/

98. OMS | Listes modèles OMS des médicaments essentiels. WHO. Disponible sur : https://www.who.int/medicines/publications/essentialmedicines/fr/

99. OMS | Plan d'action pour la santé mentale 2013-2020. WHO. Disponible sur : https://www.who.int/mental_health/action_plan_2013/fr/

100. OMS | Rapport sur la santé dans le monde, 2001 – La santé mentale : Nouvelle conception, nouveaux espoirs. WHO. Disponible sur : https://www.who.int/whr/2001/fr/

101. OMS. WHO-AIMS_benin_English.pdf. Disponible sur : https://www.who.int/mental_health/WHO-AIMS_benin_English.pdf.

102. Oppenheim-Gluckman H : La psychiatrie entre psychanalyse et cognitivisme. L'information psychiatrique. 2002, 2. France.

103. Ouss-Ryngaert L. Impact des neurosciences sur la pratique psychanalytique : la double lecture comme clinique « neuropsychanalytique". Revue francaise de psychanalyse. 1 oct 2007; Vol. 71(2):419-36.

104. Patel V, Araya R, Chatterjee S, Chisholm D, Cohen A, De Silva M, et al. Treatment and prevention of mental disorders in low-income and middle-income countries. Lancet. 15 sept 2007 ;370(9591):991-1005.

105. Patel V, Cohen A, Thara R, Gureje O. Is the outcome of schizophrenia really better in developing countries ? Braz J Psychiatry. Juin 2006 ;28(2):149-52.

106. Pigeaud J : Folie et cures de la folie chez les médecuns de l'antiquité greco-romaine, Les Belles Lettres 1987.

107. Pinel., P : nosographie philosophique ou la méthode de l'analyse appliquée à la médecine de pinel philippe. 1798.

108. Pinel P. 1801 Traité médico-philosophique sur l'aliénation mentale, ou La manie. Disponible sur : https://gallica.bnf.fr/ark:/12148/bpt6k432033.

109. PNUD : Rapport sur le développement humain. Pérenniser le progrès humain : réduire les vulnérabilités et renforcer la résilience. 2014.

110. Prigny PR de, Bergot C, Alarcon W. Lettre du Bénin. L'Information Psychiatrique. 1 déc 2017 ;93(10) :811-6.

111. Quétel., C : Histoire de la folie de l'antiuité à nos jours - Nouvelle histoire de la psychiatrie – Edition Tallandier. 2012.

112. Revah-Levy A : Transmission orale et formation des internes. Thèse de doctorat en médecine. Psychiatrie. Paris IV. 1996.

113. Robbins RH. The encyclopedia of witchcraft and demonology. New York : Crown Publishers ; 1959.

114. Rouche M : Histoire de l'enseignement et de l'éducation, Tome 1, Des origines à la renaissance, Vème siècle av. J-C-XVème siècle. Ed Perrin Col. Temps. 2003.

115. Roudinesco É. L'analyse, l'archive. Éditions de la Bibliothèque nationale de France ; 2001. 68 p.

116. Roudinesco É. Souffrance psychique, rêve, inconscient : nouveaux enjeux de la modernité. Texte 114. 2000.

117. Roudinesco É, Roubaud L. Psychiatrie transculturelle : le retour à la barbarie. Perspectives Psy. 2005 ; Vol. 44(1) :8-13.

118. Rouillon F. Perspectives d'évolution de la formation des psychiatres. L'information psychiatrique. 15 nov 2012 ; Volume 88(7):511-3.

119. Samacher R. Psychologie clinique et Psychopathologie. Rosny (France, 93561 Rosny Cedex): Bréal; 1998. 448 p.

120. Sebbane D. Les internes de psychiatrie vus par leurs confrères : jugés de près mais préjugés... L'information psychiatrique. 2 juin 2015 ; Volume 91(5):417-26.

121. Shibre T, Medhin G, Alem A, Kebede D, Teferra S, Jacobsson L, et al. Long-term clinical course and outcome of schizophrenia in rural Ethiopia: 10-year follow-up of a population-based cohort. Schizophr Res. févr 2015;161(2-3):414-20.

122. Shibre T, Teferra S, Morgan C, Alem A. Exploring the apparent absence of psychosis amongst the Borana pastoralist community of Southern Ethiopia. A mixed method follow-up study. World Psychiatry. Juin 2010 ;9(2):98-102.

123. Sibeoni J, Azoulay M, van Effenterre A. La formation à la recherche : des internes en quête. L'information psychiatrique. 1 janv 2011 ;87 :603

124. Sow I : Psychiatrie dynamique africaine. Paris : Payot. 1977.

125. St-Onge Jean-Claude : Dialogues L. DSM : fiabilite et validite des diagnostics - Univ Européenne. Disponible sur : https://www.librairiedialogues.fr/livre/15048999-dsm-fiabilite-et-validite-des-diagnostics-jean-claude-st-onge-univ-europeenne

126. Stahl Stephen M : Psychopharmacologie essentielle : le guide du prescripteur. Librairie Lavoisier. 5ème édition. 2016

127. Stuart : Images of psychiatry and psychiatrists - 2015 - Acta Psychiatrica Scandinavica - Wiley Online Library. Disponible sur : https://onlinelibrary.wiley.com/doi/full/10.1111/acps.12368

128. Sturm G, Guerraoui Z, Raynaud JP. 2016. Approches transculturelles et interculturelles dans la psychiatrie française. EMC-Psychiatrie. [Article 37-714-A-30]

129. Szasz Thomas : L'AGE de la FOLIE – Presse universitaire de France. 1973. 255 p

130. Szasz TS. The uses of naming and the origin of the myth of mental illness. American Psychologist. 1961 ;16(2):59-65.

131. Tabo, A., 2008. La position du psychiatre par rapport au problème de la sorcellerie en République Centrafricaine. Rev. Centrafr. Anthropol.

132. Tatossian A : La formation du psychiatre. L'information psychiatrique. 1976 ; 52, (805-7)

133. Tenon : L'instruction sur la manière de gouverner les insensés et de travailler à leur guérison dans les asyles qui leurs sont destinés. 1785. France.

134. Teplin LA, Welty LJ, Abram KM, Washburn JJ, Dulcan MK. Prevalence and Persistence of Psychiatric Disorders in Youth After Detention: A Prospective Longitudinal Study. Arch Gen Psychiatry. oct 2012;69(10):1031-43.

135. Thirthalli J, Zhou L, Ramakrishna KK, Gao J, Vaid H, Liu H, et al. Traditional, complementary, and alternative medicine approaches to mental health care and psychological wellbeing in India and China. The Lancet Psychiatry. 1 mai 2016 ;3.

136. Tognon et al : les accès maniaques au Centre Hospitalier Départemental du Borgou : aspects épidémiologiques et thérapeutiques. Rev Int Sci.Medicales 14. Bénin. 2012.

137. Tsigebrhan, R., Shibre, T., Medhin, G., Fekadu, A., Hanlon, C., 2014. Violence and violent victimization in people with severe mental illness in a rural low-income country setting : a comparative crosssectional community study. Schizophr. Res. 152, 275–282.

138. Van Effenterre A. Spécificités de la formation en psychiatrie. L'Information Psychiatrique. 1 janv 2013 ;89(1):83-90.

139. Venard M : Histoire de l'enseignement et de l'éducation, Tome 2, de Gutenberg aux Lumières (1480-1789). Ed. Perrin. Col. Temps. 2003

140. Wier J: De Praestigiis Daemonum, Et Incantationibus ac veneficiis libri V.Bale. Suisse. 1563

141. Wier J, Erastus T : Histoires, disputes et discours des illusions et impostures des diables, des magiciens infâmes, sorcières et empoisonneurs, des ensorcelez et démoniaques et de la guérison d'iceux : item de la punition que méritent les magiciens, les empoisonneurs et les sorcières. Deux dialogues touchant le pouvoir des sorcières et de la punition qu'elles méritent. 1566.

142. Yao Y-P, Yeo-Tenene Y-J, Assi-Sedji C, Tetchi E-O, Ngongi K-P-P, Delafosse R-C-J. Intinéraires thérapeutiques des schizophrènes à Abidjan.Inf.psychiatr.me 85, 461-469. 2012.

143. Zajde N. Psychotherapy with immigrant patients in France : an ethnopsychiatric perspective. Transcult Psychiatry. juill 2011;48(3):187-204.

144. Zempleni A. I. Sow, Psychiatrie dynamique africaine. Homme. 1978 ;18(1):195-195.

7 Table des matières

Structures éditoriales du groupe L'Harmattan

L'Harmattan Italie
Via degli Artisti, 15
10124 Torino
harmattan.italia@gmail.com

L'Harmattan Hongrie
Kossuth l. u. 14-16.
1053 Budapest
harmattan@harmattan.hu

L'Harmattan Sénégal
10 VDN en face Mermoz
BP 45034 Dakar-Fann
senharmattan@gmail.com

L'Harmattan Cameroun
TSINGA/FECAFOOT
BP 11486 Yaoundé
inkoukam@gmail.com

L'Harmattan Burkina Faso
Achille Somé – tengnule@hotmail.fr

L'Harmattan Guinée
Almamya, rue KA 028 OKB Agency
BP 3470 Conakry
harmattanguinee@yahoo.fr

L'Harmattan RDC
185, avenue Nyangwe
Commune de Lingwala – Kinshasa
matangilamusadila@yahoo.fr

L'Harmattan Congo
67, boulevard Denis-Sassou-N'Guesso
BP 2874 Brazzaville
harmattan.congo@yahoo.fr

L'Harmattan Mali
ACI 2000 - Immeuble Mgr Jean Marie Cisse
Bureau 10
BP 145 Bamako-Mali
mali@harmattan.fr

L'Harmattan Togo
Djidjole – Lomé
Maison Amela
face EPP BATOME
ddamela@aol.com

L'Harmattan Côte d'Ivoire
Résidence Karl – Cité des Arts
Abidjan-Cocody
03 BP 1588 Abidjan
espace_harmattan.ci@hotmail.fr

Nos librairies en France

Librairie internationale
16, rue des Écoles
75005 Paris
librairie.internationale@harmattan.fr
01 40 46 79 11
www.librairieharmattan.com

Librairie des savoirs
21, rue des Écoles
75005 Paris
librairie.sh@harmattan.fr
01 46 34 13 71
www.librairieharmattansh.com

Librairie Le Lucernaire
53, rue Notre-Dame-des-Champs
75006 Paris
librairie@lucernaire.fr
01 42 22 67 13

www.ingramcontent.com/pod-product-compliance
Lightning Source LLC
LaVergne TN
LVHW010949051026
849532LV00003B/1185